Das Lebensmittel- und Bedarfsgegenständegesetz
Die amtliche Überwachung des Lebensmittelverkehrs

Von

Dr. HEINZ SPERLICH

Chemische Landesuntersuchungsanstalt Stuttgart

DR. DIETRICH STEINKOPFF VERLAG

DARMSTADT 1976

(Sonderausgabe aus: W. Heimann: Grundzüge der Lebensmittelchemie 3. Aufl.)

Alle Rechte vorbehalten

Kein Teil dieses Buches darf in irgendeiner Form (durch Photokopie, Mikrofilm, Xerographie oder ein anderes Verfahren) ohne schriftliche Genehmigung des Verlages reproduziert werden. Bei Herstellung einzelner Vervielfältigungsstücke des Werkes oder von Teilen des Werkes ist nach § 54, Abs. 2 URG eine Vergütung an den Verlag zu entrichten, über deren Höhe der Verlag Auskunft erteilt.

Copyright 1976 by Dr. Dietrich Steinkopff Verlag GmbH & Co. KG, Darmstadt

---

CIP-Kurztitelaufnahme der Deutschen Bibliothek

Sperlich, Heinz
Das Lebensmittel- und Bedarfsgegenständegesetz d. amtl. Überwachung d. Lebensmittelverkehrs. – Sonderausgabe. – Darmstadt: Steinkopff, 1976.
ISBN-13:978-3-7985-0470-7   e-ISBN-13:978-3-642-72328-5
DOI: 10.1007/978-3-642-72328-5

Vorwort

Die vorliegende Schrift bezweckt, im Rahmen einer Darstellung der amtlichen Lebensmittelüberwachung über das neue Lebensmittel- und Bedarfsgegenständegesetz zu unterrichten, das im vorigen Jahr in Kraft getreten ist. Ursprünglich für Lebensmittelchemiker als eine erste Einführung in dieses Gebiet bestimmt (sie bildet ein Kapitel des Lehrbuchs von W. Heimann „Grundzüge der Lebensmittelchemie"), will sie in Gestalt dieser Sonderausgabe einen weiteren Kreis erreichen, nämlich diejenigen, die sich als Angehörige naturwissenschaftlich, technisch oder medizinisch orientierter Berufsgruppen rasch, aber doch hinreichend genau, über das neue Gesetz und die Aufgaben der Lebensmittelüberwachung informieren möchten. Gedacht ist dabei an Lebensmitteltechnologen, Ernährungswissenschaftler, Pharmazeuten, Mediziner, Tierärzte und verwandte Fachrichtungen, aber auch an Wirtschaftskontrolldienstbeamte, Lebensmittelkontrolleure und sonstige mit der Durchführung der Lebensmittelüberwachung betraute Personen. Im Hinblick darauf wurde versucht, den wesentlichen Inhalt des Lebensmittel- und Bedarfsgegenständegesetzes in knapper Form unter Heranziehung von Beispielen erläuternd wiederzugeben und dabei die Änderungen, die sich gegenüber der bisherigen Rechtslage ergeben haben, besonders herauszustellen. Der Gesetzestext und einige dazugehörige Rechtsvorschriften sind auszugsweise im Anhang abgedruckt. Zu der Begriffsbestimmung für Arzneimittel (Anhang 4) ist zu bemerken, daß das neue, soeben verabschiedete Arzneimittelgesetz in seinen wesentlichen Teilen erst am 1. Januar 1978 in Kraft treten wird. An der begrifflichen Abgrenzung der Lebensmittel, kosmetischen Mittel und Bedarfsgegenstände von den Arzneimitteln wird sich dann aber nichts ändern.

Stuttgart, im Juli 1976   H. SPERLICH

Inhaltsverzeichnis

Die amtliche Überwachung des Lebensmittelverkehrs 1
Das Lebensmittel- und Bedarfsgegenständegesetz 1
1.   Der Verkehr mit Lebensmitteln in der Bundesrepublik 1
1.1.   Die rechtlichen Grundlagen der Lebensmittelüberwachung 2
1.2.   Verkehr mit Lebensmitteln.. 4
1.3.   Verkehr mit Tabakerzeugnissen 8
1.4.   Verkehr mit kosmetischen Mitteln 8
1.5.   Verkehr mit sonstigen Bedarfsgegenständen 9
1.6.   Ein- und Ausfuhr 10
1.7.   Überwachung 11
1.8.   Probenahme 12
1.9.   Untersuchung und Beurteilung 13
1.10.   Das Gutachten 14
1.11.   Die Straf- und Bußgeldbestimmungen des LMBG 15
1.12.   Beispiele lebensmittelchemischer Gutachten 16
1.12.1. Gesundheitsschädliche und gesundheitlich bedenkliche Erzeugnisse 16
1.12.2. Schädlingsbekämpfungsmittel-Rückstände 18
1.12.3. Lebensmittelzusatzstoffe (Fremde Stoffe) 18
1.12.4. Nicht zum Verzehr geeignete Lebensmittel 19
1.12.5. Nachgemachte Lebensmittel.. 20
1.12.6. Wertgeminderte Lebensmittel 20
1.12.7. Irreführende und krankheitsbezogene Angaben 23
        Anhang 1 25
        Anhang 2 40
        Anhang 3 42
        Anhang 4 44

Die amtliche Überwachung des Lebensmittelverkehrs
Das Lebensmittel- und Bedarfsgegenständegesetz
von H. Sperlich, Stuttgart

1. Der Verkehr mit Lebensmitteln in der Bundesrepublik

Lebensmittelüberwachung ist nötig, um den Verbraucher vor Gesundheitsschäden und vor wirtschaftlicher Übervorteilung zu schützen. Denn der einzelne Verbraucher kann selbst nicht feststellen, ob der Salat, den er kauft, überhöhte Rückstände von Schädlingsbekämpfungsmittel enthält oder ob sein Trinkwasser in bakteriologischer Hinsicht nicht einwandfrei ist; er kann auch nicht erkennen, ob ein Orangensaft mit Wasser gestreckt und künstlich aufgesäuert ist oder ob ein als besonders vitaminreich angepriesenes Kindernährmittel auch tatsächlich nennenswerte Mengen von Vitaminen enthält. Die Überwachung des Verkehrs mit Lebensmitteln gehört daher seit langem zu den wichtigsten hoheitlichen Aufgaben des Staates.

Gesetzliche Vorschriften gegen das Verfälschen von Lebensmitteln finden sich schon in den ältesten geschichtlichen Urkunden. So wurde in Babylonien unter Hammurabi (3. Jahrtausend v. Chr.) das Bierpantschen mit drakonischen Strafen bedroht („man soll die Bierwirtin ins Wasser werfen")[1]; in Rom gab es bereits seit dem 5. Jhdt. v. Chr. eine amtliche Aufsicht über die Märkte und die dort verkauften Lebensmittel[2]; die „Ordnungen und Satzungen" der deutschen mittelalterlichen Städte enthielten zahlreiche Vorschriften über den Verkehr mit Fleisch, Fischen, Mehl, Brot, Gewürzen, Wein und Bier, wie etwa das Verbot, Wein mit „blywyß (Bleiweiß) und anderen schädlichen sachen" zu behandeln, das die Freie Reichsstadt Eßlingen im Jahre 1475 erließ[3].

Schwierig war es allerdings, Verstöße gegen solche Vorschriften zu beweisen. Zwar gab es schon im Mittelalter vereinzelt Verfahren zur Qualitätsprüfung von Lebensmitteln und zum Nachweis gesundheitsschädlicher Verfälschungen, Verfahren, die aus heutiger Sicht primitiv anmuten mögen, die aber doch sinnvoll und oft von genialer Einfachheit waren. So pflegten im 12. Jhdt. die Marktprüfer in Kairo die gesundheitsschädliche Klärung von Zuckersirup mit Bleiessig dadurch nachzuweisen, daß sie ihn mit Wasser verdünnten und in offenen Gefäßen neben einen Trockenabort stellten; der dort stets vorhandene Schwefelwasserstoff verursachte in bleihaltigem Sirup eine Schwarzfärbung infolge Bildung von Bleisulfid[3]. Die „Bierkieser" der mittelalterlichen Städte prüften die Qualität des Bieres, indem sie es auf eine hölzerne Bank ausgossen und sich

---

[1] H. Fincke, Hdbch. der Lebensmittelchemie Bd. I S. 69. Berlin 1933.
[2] E. Hanssen und W. Wendt, Hdbch. der Lebensmittelchemie Bd. I S. 63. Berlin-Heidelberg-New York 1965.
[3] H. Sperlich, Dtsch. Apotheker-Ztg. 102, 1641; 1962.

dann eine Zeitlang mit ihrer ledernen Hose darauf setzten. Hatte das Bier den nötigen Extraktgehalt, so blieb die Hose an der Bank kleben[4].

Exakte naturwissenschaftliche Untersuchungsmethoden für Lebensmittel wurden jedoch erst seit dem Beginn des 19. Jhdts. entwickelt. Sie waren die Voraussetzung für das Entstehen einer wirksamen Lebensmittelüberwachung.

In Deutschland begann diese im Jahre 1879, als das erste „Gesetz über den Verkehr mit Nahrungsmitteln, Genußmitteln und Gebrauchsgegenständen" erlassen wurde. Es war 48 Jahre in Kraft und wurde im Jahre 1927 durch das „Gesetz über den Verkehr mit Lebensmitteln und Bedarfsgegenständen" (Lebensmittelgesetz, LMG) abgelöst, das seinerseits im Jahre 1958 durch die Einführung des Verbotsprinzips (s. u.) grundlegend reformiert wurde.

1.1. Die rechtlichen Grundlagen der Lebensmittelüberwachung

Seit dem 1. Januar 1975 ist die Grundlage der Lebensmittelüberwachung das „Gesetz über den Verkehr mit Lebensmitteln, Tabakerzeugnissen, kosmetischen Mitteln und sonstigen Bedarfsgegenständen", kurz Lebensmittel- und Bedarfsgegenständegesetz (LMBG) genannt. Es kann als das zentrale Dachgesetz für das gesamte Lebensmittelrecht bezeichnet werden (W. ZIPFEL).

Wie sein Name sagt, regelt dieses Gesetz nicht nur den Verkehr mit Lebensmitteln, sondern auch mit einer Reihe anderer Stoffe und Gegenstände, die eines gemeinsam haben: sie können entweder auf Lebensmittel oder auf den menschlichen Körper einwirken und daher zu Gesundheitsschädigungen führen, wenn sie nicht von einwandfreier Beschaffenheit sind. Dementsprechend schließt heute der Begriff Lebensmittelüberwachung stets auch die Überwachung von Tabakerzeugnissen, kosmetischen Mitteln und Bedarfsgegenständen mit ein.

Neben dem Lebensmittel- und Bedarfsgegenständegesetz sind für die Beurteilung der ihm unterliegenden Erzeugnisse noch eine große Zahl von weiteren Vorschriften und sonstigen Regelungen heranzuziehen. Die wichtigsten von ihnen lassen sich wie folgt einteilen:

1. Ausführungsverordnungen zum LMG und LMBG. Dazu gehören u. a. die FleischVO, die VO über diätetische Lebensmittel, die FarbstoffVO, die KonservierungsstoffVO, die Höchstmengenverordnungen für pflanzliche und tierische Lebensmittel usw.

2. Spezialgesetze für besonders wichtige Lebensmittel wie das Brotgesetz, das Milchgesetz, das Weingesetz und die dazugehörenden Ausführungsverordnungen. Einige dieser Gesetze dienen vor allem wirtschaftspolitischen Zwecken, sie enthalten aber auch Bestimmungen lebensmittelrechtlichen Inhalts. Bemerkenswert ist, daß im Anwendungsbereich des Weingesetzes das LMBG und dessen Ausführungsvorschriften nur zur Ergänzung der für Traubensaft getroffenen Regelungen anwendbar ist, abgesehen von der Weinkontrolle, die nach den

---
[4] HOLTHÖFER-NÜSE-FRANCK, Lebensmittelrecht Bd. I S. 6. Köln 1975.

entsprechend anzuwendenden Vorschriften des LMBG durchzuführen ist. Wein, Likörwein, Schaumwein, weinhaltige Getränke und Branntwein aus Wein sind daher nur nach dem Weingesetz und dessen Ausführungsverordnungen zu beurteilen.
3. Steuergesetze mit lebensmittelrechtlicher Bedeutung wie das Biersteuergesetz, das Branntweinmonopolgesetz und das Süßstoffgesetz sowie deren Durchführungsvorschriften wie die Ausführungsbestimmungen zum Branntweinmonopolgesetz und die Süßstoffverordnung. Im Rahmen der Gesamtreform des Lebensmittelrechts ist jedoch vorgesehen, die lebensmittelrechtlichen Bestimmungen aus diesen Vorschriften herauszunehmen.
4. Runderlasse zu Rechtsvorschriften wie z. B. der RdErl. des RMdI vom 26. 6. 1939, durch den der in der Teigwarenverordnung vorgeschriebene Mindesteigehalt von Eierteigwaren von 3 auf 2 ¼ Eier je kg Mehl herabgesetzt wurde.
5. Die Leitsätze des Deutschen Lebensmittelbuches, in denen Herstellung, Beschaffenheit und sonstige Merkmale von Lebensmitteln beschrieben werden, die für die Verkehrsfähigkeit von Bedeutung sind. Sie sind keine Rechtsvorschriften, sondern als objektivierte Sachverständigengutachten anzusehen; sie bestimmen aber weitgehend die Verkehrsauffassung.
6. Richtlinien der Herstellerverbände, die als Ausdruck des Handelsbrauches und der Verbrauchererwartung herangezogen werden können, vor allem, wenn sie amtlich gebilligt oder durch Gerichtsentscheidungen anerkannt worden sind, wie z. B. die Richtlinien für Suppen- und Soßenerzeugnisse in trockener und in Pastenform (Rdschr. des BMI vom 21. 12. 1950 und vom 12. 6. 1957).
Alle diese Vorschriften und sonstigen Beurteilungsgrundlagen finden sich in den Textausgaben und Kommentaren[5], die zum unentbehrlichen Handwerkszeug aller derjenigen gehören, die als Sachverständige mit der amtlichen Lebensmittelüberwachung betraut sind, aber auch derer, die in verantwortlicher Stellung in der Lebensmittelwirtschaft tätig sind.

Besonders für den amtlichen Lebensmittelchemiker ist eine gründliche Kenntnis der rechtlichen Grundlagen der Lebensmittelüberwachung unerläßlich; erst durch sie wird er in den Stand gesetzt, die Ergebnisse seiner Laboratoriumsarbeit in Gutachten umzusetzen, die einer Gerichtsentscheidung zugrunde gelegt werden können.

Im folgenden wird ein Überblick über die wichtigsten Bestimmungen des Lebensmittel- und Bedarfsgegenständegesetzes gegeben. Er ist als eine erste Einführung gedacht; für ein vertieftes Studium und für die Anwendung in der Praxis seien die Erläuterungen in dem Taschenkommentar von KLOESEL-SPERLICH-BERGNER empfohlen[5].

---

[5] Von den z. Zt. erhältlichen Textausgaben und Kommentaren seien genannt:
Lebensmittelrecht. Bundesgesetze und Verordnungen über Lebensmittel und Bedarfsgegenstände. Textsammlung mit Verweisungen und Sachverzeichnis. Redaktion: W. ZIPFEL. München 1975.
Lebensmittel- und Bedarfsgegenständegesetz. Kommentar von A. KLOESEL und H. SPERLICH, mitbearbeitet von K. G. BERGNER. Stuttgart 1975.
HOLTHÖFER-NÜSE-FRANCK, Deutsches Lebensmittelrecht. Kommentar. 6. Aufl. Köln-Berlin-Bonn-München 1975.
W. ZIPFEL, Lebensmittelrecht, Kommentar. München 1975.

Das LMBG (s. Anhang 1) ist im Rahmen der Gesamtreform des Lebensmittelrechts erlassen worden; es bildet den Artikel 1 des sog. Reformgesetzes (s. Anhang 2), dessen übrige 11 Artikel bei der Anwendung des Gesetzes zu beachten sind. Wie das LMG ist auch das LMBG ein Rahmengesetz, d. h. es enthält keine speziellen Bestimmungen über bestimmte Lebensmittel, Tabakerzeugnisse, kosmetische Mittel oder sonstige Bedarfsgegenstände, sondern allgemeine Vorschriften für diese Gruppen von Erzeugnissen. Die übersichtliche Einteilung in 9 Abschnitte erleichtert die Orientierung in dem Gesetz.

1.2. Verkehr mit Lebensmitteln

Als Lebensmittel definiert das Gesetz in § 1 „Stoffe, die dazu bestimmt sind, in unverändertem oder zubereitetem oder verarbeiteten Zustand von Menschen verzehrt zu werden; ausgenommen sind Stoffe, die überwiegend dazu bestimmt sind, zu anderen Zwecken als zur Ernährung oder zum Genuß verzehrt zu werden". Damit geht der gesetzliche Begriff „Lebensmittel" über den Rahmen des gewöhnlichen Sprachgebrauchs hinaus, indem er auch Rohstoffe (z. B. Getreide oder Schlachtvieh) und Zwischenprodukte, aber auch Zusatzstoffe wie Farbstoffe und Konservierungsmittel umfaßt. Diese weite Begriffsbestimmung ermöglicht einen vorbeugenden Verbraucherschutz, denn die Lebensmittelüberwachung kann schon im ersten Stadium der Produktion eines Lebensmittels eingreifen. Andererseits werden aus dem Lebensmittelbegriff solche Stoffe ausgeklammert, die zwar auch zum Verzehr bestimmt sind, aber anderen Zwecken als der Ernährung oder dem Genuß dienen wie Arzneimittel, Stärkungsmittel, Scherzpralinen, Raucherentwöhnungsmittel, Ovulationshemmer u. a. m. Diese unterliegen in der Regel dem Arzneimittelrecht, z. T. sind sie auch als Bedarfsgegenstände (s. d.) einzustufen (Scherzpralinen u. ä.). Den Lebensmitteln gleichgestellt sind ihre Umhüllungen, Überzüge oder sonstigen Umschließungen, die dazu bestimmt sind, mitverzehrt zu werden oder bei denen ein solcher Mitverzehr vorauszusehen ist, wie Kunstdärme für Wursthüllen oder Wachsüberzüge für Käserinden.

Neu ist der Begriff „Zusatzstoffe", der nach dem international gebräuchlichen Begriff „food additives" in das deutsche Lebensmittelrecht eingeführt wurde (§ 2). Er soll den Begriff „fremde Stoffe" (§ 4a LMG; s. Anhang 3) ersetzen, der wegen seiner unzulänglichen Definition zu zahlreichen Auslegungsschwierigkeiten geführt hat. Der neue Begriff stellt nicht mehr auf die Zusammensetzung des Stoffes ab, sondern allein auf die Zweckbestimmung des Zusetzens zu (anderen) Lebensmitteln. Er umfaßt „Stoffe, die dazu bestimmt sind, Lebensmitteln zur Beeinflussung ihrer Beschaffenheit oder zur Erzielung bestimmter Wirkungen zugesetzt zu werden; ausgenommen sind Stoffe, die natürlicher Herkunft oder den natürlichen chemisch gleich sind und nach allgemeiner Verkehrsauffassung überwiegend wegen ihres Nähr-, Geruchs- oder Geschmackswertes oder als Genußmittel verwendet werden sowie Trink- und Tafelwasser". Damit werden „normale Lebensmittel" wie Eier oder Mehl aus dem Zusatzstoffbegriff ausgeklammert, auch wenn sie im konkreten Fall aus technologischen Gründen anderen Lebensmittels zugesetzt werden, etwa als Binde- oder Dickungsmittel. Zusatzstoffe i. S. des Gesetzes sind demnach im wesentlichen die nahrungsfremden Zusätze wie Farbstoffe, Konservierungsmittel, Emulgatoren, künstliche Süßstoffe und Aromen, aber auch Lösungsmittel, Klärmittel u. a. bei der Produktion von Lebensmitteln verwendete Stoffe. Soweit Zusatzstoffe zum Verzehr bestimmt sind, also im verzehrfertigen Lebensmittel noch enthalten sind, sind sie auch Lebensmittel i. S. des § 1. Für Zusatzstoffe gilt, wie schon für die fremden Stoffe des LMG, das Verbotsprinzip, d. h. sie dürfen beim gewerbsmäßigen Herstellen oder Behandeln von Lebensmitteln nur verwendet werden, wenn sie für diesen Zweck ausdrücklich zugelassen sind (§ 11). Da nur gesundheitlich unbedenkliche Zusatzstoffe zugelassen werden, und auch nur dann, wenn sie technologisch erforderlich sind, wird durch das Verbotsprinzip ein optimaler Schutz des Verbrauchers vor Gesundheitsschädigungen durch Zusatzstoffe erreicht.

Nicht zugelassene Zusatzstoffe dürfen auch nicht mittels Ionenaustauscher in Lebensmittel gebracht oder durch Verfahren, die speziell diesem Zweck dienen, in Lebensmitteln erzeugt werden. Andererseits bedürfen solche Zusatzstoffe keiner Zulassung, die aus dem Lebensmittel vollständig oder soweit entfernt werden, daß sie oder ihre Umwandlungsprodukte in dem verzehrfertigen Lebensmittel nur als technisch unvermeidbare und technologisch unwirksame Reste in gesundheitlich, geruchlich und geschmacklich unbedenklichen Anteilen enthalten sind. Dazu gehören die bisher als „technische Hilfsstoffe" (§ 4b Nr. 3 LMG; s. Anhang 3) bezeichneten Stoffe wie Lösungs- und Extraktionsmittel, Klärmittel usw., nicht jedoch chemisch wirkende Bleichmittel, wie Wasserstoffperoxid. Der Zulassungspflicht unterliegen außerdem noch eine Reihe von Stoffen, die den Zusatzstoffen gleichgestellt sind, weil gegen ihre unkontrollierte Verwendung in Lebensmitteln Bedenken bestehen. Hierzu gehören Mineralstoffe und Spurenelemente sowie deren Verbindungen, ausgenommen Kochsalz, ferner Aminosäuren und deren Derivate, die Vitamine A und D und deren Derivate, Zuckeraustauschstoffe, ausgenommen Fruktose, sowie Süßstoffe; (§ 2 Abs. 2 Nr. 1). Den Zusatzstoffen gleichgestellt sind außerdem Stoffe, die Lebensmitteln nicht eigentlich „zugesetzt" werden, sondern auf andere Weise auf sie einwirken können wie Bestandteile von Kunstdärmen oder Käseüberzügen, Behandlungsstoffe für nicht zum Verzehr bestimmte Lebensmitteloberflächen (Bananenschalen, Eierschalen usw.), z. B. Fruchtbehandlungsmittel, ferner Stoffe, die mittelbar, z. B. über Verpackungsmittel auf oder in Lebensmittel gelangen, schließlich Treibgase, die mit Lebensmitteln in Berührung kommen.

Die Zulassungspflicht für Zusatzstoffe tritt erst am 1. Januar 1978 in Kraft; bis dahin gelten noch die entsprechenden Bestimmungen des LMG für fremde Stoffe und technische Hilfsstoffe weiter (s. Anhang 3).

Dem Gesundheitsschutz dient in erster Linie der § 8. Er verbietet, „Lebensmittel für andere derart herzustellen oder zu behandeln, daß ihr Verzehr geeignet ist die Gesundheit zu schädigen", ferner, „Stoffe, deren Verzehr geeignet ist, die Gesundheit zu schädigen, als Lebensmittel in den Verkehr zu bringen". Es genügt also bereits die Eignung zur Gesundheitsschädigung; ein tatsächlich eingetretener Gesundheitsschaden ist nicht erforderlich. Andererseits muß aber die Eignung zur Gesundheitsschädigung konkret nachweisbar sein; ein bloßer Verdacht reicht nicht aus. Gesundheitsschädlich in diesem Sinne ist also z. B. Brot mit eingebackenen Glassplittern oder ein mit Typhusbakterien infizierter Kartoffelsalat, nicht dagegen Lebensmittel, die neben solchem Kartoffelsalat gelagert oder feilgehalten werden, wenn in ihnen keine Typhusbakterien nachgewiesen werden können.

Grundsätzlich verboten ist auch die Bestrahlung von Lebensmitteln mit ultravioletten oder ionisierenden Strahlen; sie unterliegt als einziges Behandlungsverfahren dem Verbotsprinzip und bedarf, ebenso wie die Verwendung von Zusatzstoffen, der ausdrücklichen Zulassung (§ 13). Bisher ist durch die LebensmittelbestrahlungsVO nur eine Bestrahlung zu Kontroll- und Meßzwecken zugelassen, ferner die direkte Bestrahlung von Trinkwasser, der Oberfläche von Obst- und Gemüseerzeugnissen und von Hartkäse mit ultravioletten Strahlen zum Zwecke der Entkeimung.

Rückstände von Pflanzenbehandlungsmitteln, insbesondere Pflanzenschutzmitteln auf oder in Lebensmitteln dürfen die dafür festgesetzten Höchstmengen nicht überschreiten; nicht zugelassene Pflanzenschutzmittel dürfen prinzipiell überhaupt nicht in Lebensmitteln vorhanden sein (§ 14). Stoffe mit pharmakologischer Wirkung wie Arzneimittel oder Masthilfsmittel dürfen in tierischen Lebensmitteln ebenfalls die festgesetzten Höchstmengen nicht überschreiten. Sind Tiere mit solchen Stoffen behandelt worden, so müssen vor der Schlachtung die jeweils festgesetzten Wartezeiten beachtet werden (§ 15).

Soviel zu den Bestimmungen des LMBG, die den Gesundheitsschutz des Verbrauchers gewährleisten sollen. Dem wirtschaftlichen Schutz dienen insbesondere die Verbote zu Schutz vor Täuschung (§ 17). Sie entsprechen dem § 4 LMG, nach dem nachgemachte, verfälschte, verdorbene und irreführend bezeichnete Lebensmittel nicht in den Verkehr gebracht werden durften. Leider hat man bei der Transformation dieser Bestimmungen in das LMBG unnötigerweise auf die bewährten und durch zahlreiche Gerichtsentscheidungen genau umschriebenen Begriffe „verfälscht" und „verdorben" verzichtet und sie durch neue, weniger anschauliche Begriffe ersetzt. § 17 verbietet zunächst, „zum Verzehr nicht geeignete Lebensmittel" in den Verkehr zu bringen. Damit sind nicht etwa rohe Kartoffeln, trockene Erbsen, Aromakonzentrate oder andere nicht unmittelbar verzehrfähige Lebensmittel gemeint, denn diese sind nach Zubereitung oder Verarbeitung (§ 1) „zum Verzehr geeignet"; vielmehr solche, die ekelerregend verändert sind (z. B. verfault oder verschimmelt) oder die unter ekelerregenden Umständen hergestellt oder gelagert worden sind; kurz solche, die nach dem LMG als verdorben bezeichnet wurden. Für solche Lebensmittel besteht ein absolutes Verkehrsverbot, d. h. sie dürfen auch bei „ausreichender Kenntlichmachung" (s. u.) ihrer von der Norm abweichenden Beschaffenheit nicht in den Verkehr gebracht werden. Gleiches gilt für Lebensmittel, die aus Bedarfsgegenständen i. S. des § 5 Nr. 1, also z. B. Konservendosen, Kunststoffschläuchen oder -folien usw. gesundheitlich, geruchlich oder geschmacklich bedenkliche

Anteile von Stoffen aufgenommen haben, die technisch vermeidbar sind. Das ist z. B. der Fall bei Konservenfüllgut, das infolge erhöhter Zinn- und Eisenaufnahme aus der Innenwand der Dose einen stark metallischen Geschmack angenommen hat.

Verboten ist ferner, Lebensmittel, die hinsichtlich ihrer Beschaffenheit von der Verkehrsauffassung abweichen und dadurch in ihrem Wert, insbesondere in ihrem Nähr- oder Genußwert oder in ihrer Brauchbarkeit nicht unerheblich gemindert sind, ohne ausreichende Kenntlichmachung in den Verkehr zu bringen. Eine solche Wertminderung kann durch Verschlechterung der normalen stofflichen Zusammensetzung eines Lebensmittels eintreten, sei es durch Zusatz oder Nichtentziehung geringwertiger oder durch Entzug oder Weglassen wertbestimmender Stoffe, z. B. gewässerte Milch, Mitvermahlung von Kakaoschalen, Entrahmung von Milch, Minderalkoholgehalt von Spirituosen, also das, was im LMG als Verfälschung bezeichnet wurde. Sie kann aber auch ohne menschliches Zutun eintreten, z. B. unreife Früchte, wurmstichige Äpfel, überlagerte Gewürze oder infolge undichter Verschlüsse schal gewordenes Tafelwasser. Das Verbot gilt auch für Lebensmittel, denen man durch „Schönen" den Anschein einer besseren als ihrer tatsächlichen Beschaffenheit gegeben hat. Gleiches gilt für nachgemachte Lebensmittel. Unter Nachmachen versteht man das Nachbilden eines „echten" Lebensmittels in der Weise, daß es mit diesem auf Grund seines äußeren Erscheinungsbildes (nicht nur auf Grund seiner Bezeichnung, Verpackung oder sonstigen Aufmachung) verwechselt werden kann. Das nachgemachte Lebensmittel hat nur den Schein, nicht aber Wesen und Gehalt der echten Ware, da es entweder völlig oder doch zu wesentlichen Teilen aus anderen Stoffen besteht als diese.

Wertgeminderte, geschönte und nachgemachte Lebensmittel können nur dann unter ausreichender Kenntlichmachung in den Verkehr gebracht werden, wenn dem keine speziellen Rechtsvorschriften entgegenstehen (z. B. § 6 der VO über Obsterzeugnisse). Die Kenntlichmachung ist nur dann als ausreichend anzusehen, wenn aus ihr zu entnehmen ist, daß und in welcher Richtung das Lebensmittel von der Norm abweicht (z. B. „Aprikosenmarmelade aus getrockneten Aprikosen"; vgl. § 7 Nr. 12 der VO über Obsterzeugnisse). Ein herabgesetzter Preis oder Bezeichnungen wie „2. Wahl" oder „Sonderangebot" sind grundsätzlich keine ausreichende Kenntlichmachung in diesem Sinne.

Zum Schutze vor Täuschung sind schließlich Bezeichnungen, Angaben und Aufmachungen von Lebensmitteln einschließlich der Werbeaussagen verboten, durch die der Verbraucher irregeführt werden kann, insbesondere falsche Gewichtsangaben, unzutreffende Angaben über die Zeit der Herstellung oder Haltbarkeit oder über sonstige für die Bewertung mitbestimmende Umstände. Irreführend ist es auch, wenn Lebensmitteln Wirkungen beigelegt werden, die ihnen nach den Erkenntnissen der Wissenschaft nicht zukommen oder die wissenschaftlich nicht hinreichend gesichert sind, schließlich, wenn Lebensmitteln der Anschein eines Arzneimittels gegeben wird. Das letztere Verbot leitet über zum Verbot der gesundheitsbezogenen Werbung (§ 18), das besser „Verbot der krankheitsbezogenen Werbung" heißen sollte. Denn aus der Erwägung heraus, daß Lebensmittel allein weder eine Linderung noch die Beseitigung von Krankheiten herbeiführen können, sind alle darauf hindeutenden Aussagen verboten, wobei allerdings die Werbung gegenüber Angehörigen der Heilberufe und einiger verwandter Berufe ausgenommen ist. Auch für diätetische Lebensmittel bestehen gewisse Ausnahmen von diesen Verboten.

1.3. Verkehr mit Tabakerzeugnissen

Die wesentlichste Änderung gegenüber der Rechtslage des LMG ist die Tatsache, daß Tabakerzeugnisse, die zum Rauchen, Kauen oder Schnupfen bestimmt sind (§ 3), nicht mehr den Lebensmitteln gleichgestellt sind. Das enthebt den Staat der Verlegenheit, Tabakerzeugnisse als „geeignet die Gesundheit zu schädigen", zu verbieten, wie es unter der Herrschaft des LMG eigentlich hätte geschehen müssen, nachdem einmal die Schädlichkeit des Rauchens erwiesen war. So gibt es für Tabakerzeugnisse auch keine Verbote zum Schutz der Gesundheit, die denen für Lebensmittel, kosmetische Mittel und sonstige Bedarfsgegenstände entsprechen. Da das Rauchen stets ein gesundheitliches Risiko bedeutet, kam es dem Gesetzgeber in erster Linie darauf an, zusätzliche Risiken nach Möglichkeit abzuwenden. Diesem Zweck dient die Bestimmung, daß die zum Herstellen von Tabakerzeugnissen bestimmten Stoffe einer Zulassung bedürfen und besonderen Anforderungen genügen müssen (§ 20). Dem steigenden Tabakkonsum sollen Werbeverbote entgegenwirken. So darf für Zigaretten in Rundfunk und Fernsehen überhaupt nicht geworben werden. Der Tabakgenuß darf nicht als gesundheitlich unbedenklich oder gar günstig hingestellt werden, die Werbung darf nicht Jugendliche oder Heranwachsende zum Rauchen veranlassen oder das Inhalieren von Tabakrauch empfehlen; schließlich dürfen Tabakerzeugnisse nicht als natürlich, naturrein o. ä. bezeichnet werden. Im übrigen gelten für Tabakerzeugnisse das Bestrahlungsverbot (§ 13) und auch diejenigen Bestimmungen des Gesetzes für Lebensmittel entsprechend, die Rückstände von Pflanzenbehandlungsmitteln (§ 14) betreffen sowie den Schutz vor Täuschung bezwecken (§ 17 Abs. 1 Nr. 1, 2 und 5).

1.4. Verkehr mit kosmetischen Mitteln

Für kosmetische Mittel bestehen Verbote zum Schutz der Gesundheit (§ 24), die denen für Lebensmittel entsprechen, aber darüber hinaus nicht nur den bestimmungsgemäßen, sondern auch den vorauszusehenden Gebrauch berücksichtigen. Vorauszusehen ist etwa, daß beim Benutzen eines Lippenstiftes die Masse auf die Mundschleimhaut und so in den Verdauungstrakt gelangt; sie darf also auch in diesem keine gesundheitsschädlichen Wirkungen haben. Neu gegenüber der bisherigen Rechtslage ist die Zulassungspflicht für verschreibungspflichtige Arzneimittel (§ 25). Davon werden z. B. weibliche Sexualhormone betroffen, die einer Hautcreme zugesetzt werden sollen. Ist dagegen ein Stoff nach dem Arzneimittelrecht nur bei innerer, nicht aber bei äußerer Anwendung rezeptpflichtig, wie etwa Chloroform, so darf er ohne besondere Zulassung für äußerlich anzuwendende Kosmetika, z. B. Rasierwässer, verwendet werden.

Erstmals im deutschen Lebensmittelrecht bestehen für kosmetische Mittel nunmehr auch Verbote zum Schutz vor Täuschung (§ 27). So dürfen von einem solchen Mittel nicht Wirkungen behauptet werden, die ihm nach den Erkenntnissen der Wissenschaft nicht zukommen oder die wissenschaftlich nicht hinreichend gesichert sind; auch darf nicht der Eindruck erweckt werden, daß bei der Anwendung des Mittels ein Erfolg mit Sicherheit erwartet werden kann. Diese Bestimmungen werden hoffentlich den oft maßlos übertriebenen Werbebehauptungen vieler kosmetischer Mittel, z. B. der sog. Schlankheitscremes und Haarwuchsmittel, endlich den Garaus machen. Neu ist auch die Vorschrift, bei originalverpackten kosmetischen Mitteln stets den Hersteller anzugeben (§ 28), um jederzeit den Verantwortlichen ermitteln zu können.

1.5. Verkehr mit sonstigen Bedarfsgegenständen

Der Katalog der Bedarfsgegenstände ist im LMBG (§ 5) gegenüber der bisherigen Rechtslage (§ 2 LMG) beträchtlich erweitert worden. Neben den kosmetischen Mitteln, die nunmehr eine Sonderregelung erfahren haben (s. o.), bilden die sog. Lebensmittelbedarfsgegenstände nach wie vor die wichtigste Gruppe. Es sind dies Gegenstände, die bei bestimmungsgemäßem Gebrauch mit Lebensmitteln in Berührung kommen oder auf diese einwirken, wie Eß-, Trink- und Kochgeschirr, Messer, Gabeln, Löffel, Lebensmittelpackungen, Mixgeräte, Kuchenbleche, Rohrleitungen und Maschinen zur industriellen Lebensmittelherstellung, Grill- und Mikrowellengeräte, Holzkohle für Grillgeräte u. a. m. Wie bisher gehören zu den Bedarfsgegenständen auch die Spielwaren, zu denen auch die Scherzartikel zählen. Neu hinzugekommen sind Packungen, Behältnisse und Umhüllungen für kosmetische Mittel und Tabakerzeugnisse, die mit diesen Erzeugnissen in Berührung kommen, ferner Gegenstände, die bestimmungsgemäß mit den Schleimhäuten des Mundes in Berührung kommen, wie Trillerpfeifen, Tabakpfeifen, Zigarrenmundstücke, Mundstücke von Musikinstrumenten usw., ausgenommen zahnärztliche Instrumente. Weiterhin gehören dazu kosmetische Gegenstände wie Haar- und Handbürsten, Zahnbürsten, Rasierpinsel, Schwämme usw. Sehr umfassend ist die Gruppe der Gegenstände, die dazu bestimmt sind, „nicht nur vorübergehend mit dem menschlichen Körper in Berührung zu kommen", wie Kleider, Bettwäsche, Perücken oder Schmuck. Von den übrigen der insgesamt 9 Gruppen von Bedarfsgegenständen seien noch die Haushaltsreinigungs- und Pflegemittel wie Silberputzmittel, Bohnerwachs und WC-Reiniger, ferner Reinigungs-, -pflege- und Desinfektionsmittel für Lebensmittelbedarfsgegenstände erwähnt sowie Mittel zur Geruchsverbesserung und zur Insektenbekämpfung in Räumen, die zum Aufenthalt von Menschen bestimmt sind.

Bei der Prüfung der Frage, ob ein Gegenstand rechtlich als Bedarfsgegenstand einzuordnen ist, hat man neben § 5 LMBG stets auch das Arzneimittelgesetz (s. Anhang 4) heranzuziehen. Denn Gegenstände, die nach § 1 Abs. 2 dieses Gesetzes als Arzneimittel gelten, sind keine Bedarfsgegenstände. Es handelt sich dabei im wesentlichen um solche Gegenstände, die dauernd oder vorübergehend in den menschlichen Körper eingebracht werden, um dessen Beschaffenheit, Zustand oder Funktionen zu beeinflussen, ausgenommen ärztliche oder zahnärztliche Instrumente. Zu diesen Gegenständen gehören u. a. Zahnprothesen, Wundkanülen, künstliche Gelenke innerhalb des Körpers und Augenhaftschalen. Dagegen sind künstliche Augen, Arm- oder Beinprothesen und Klistierrohre Bedarfsgegenstände, da sie die Funktionen des Körpers nicht beeinflussen.

Die für Bedarfsgegenstände bestehenden Verbote zum Schutze der Gesundheit (§ 30) sind gegenüber denen im LMG erweitert und verbessert worden. Wie bisher ist verboten, Bedarfsgegenstände derart herzustellen oder zu behandeln, daß sie bei bestimmungsgemäßem oder vorauszusehenden Gebrauch die Gesundheit durch ihre stoffliche Zusammensetzung, insbesondere toxische Stoffe oder Verunreinigungen, schädigen.

Dazu gehören z. B. bleilässige Glasuren bei Keramik-Eßgeschirr (bestimmungsgemäßer Gebrauch) oder giftige Farben bei Kinderspielzeug, bei dem stets damit zu rechnen ist, daß die Kinder es in den Mund stecken (vorauszusehender Gebrauch). Schädigungen aus anderen Ursachen, insbesondere solche mechanischer Art wie durch scharfkantige Spielwaren fallen nicht unter dieses Verbot; in solchen Fällen wird der Schutz des Verbrauchers durch das Gesetz über technische Arbeitsmittel gewährleistet. Verboten ist ferner die gesundheitsschädliche Verwendung von Lebensmittelbedarfsgegenständen, z. B. von Drähten oder Metallstiften, die in Süßwaren eingearbeitet sind. Schließlich dürfen Reinigungs- und Pflegemittel sowie Spielwaren nicht so aufgemacht sein, daß sie mit Lebensmitteln verwechselt werden können, etwa durch naturgetreue Nachbildungen von Wurst- oder Käsescheiben aus Kunststoff. Das letztere Verbot erfaßt auch das nichtgewerbliche Inverkehrbringen, z. B. die mißbräuchliche Verwendung von Getränkeflaschen für Brennspiritus oder Fleckenreinigungsmittel.

Verboten ist auch, Gegenstände als Lebensmittelbedarfsgegenstände gewerbsmäßig so zu verwenden oder für solche Verwendungszwecke in den Verkehr zu bringen, daß von ihnen gesundheitlich, geruchlich oder geschmacklich bedenkliche Mengen von Stoffen auf Lebensmittel übergehen, die technisch vermeidbar sind (§ 31). Das wäre beispielsweise der Fall, wenn aus Kunststoffschläuchen in Melkmaschinen Anteile von Weichmachern herausgelöst werden und die Milch geschmacklich nachteilig beeinflussen. Für derart beeinträchtigte Lebensmittel gilt, wie bereits erwähnt, gem. § 17 ein absolutes Verkehrsverbot.

1.6. Ein- und Ausfuhr

Die Vorschriften des LMBG gelten auch für die im Ausland hergestellten Lebensmittel, Tabakerzeugnisse, kosmetischen Mittel und Bedarfsgegenstände, die in der Bundesrepublik Deutschland in den Verkehr gebracht werden. Wenn sie diesen Vorschriften nicht entsprechen, dürfen sie nicht eingeführt werden (§ 47).

Von diesem Verbot gibt es gewisse Ausnahmen, wie für die Lagerung von Waren in Zollverschlußlagern, für Waren, die für diplomatische oder konsularische Vertretungen, für wissenschaftliche Zwecke, für Messen und Ausstellungen bestimmt sind, oder die als Reisebedarf eingebracht oder in Verkehrsmitteln mitgeführt werden u. a. m.; Voraussetzung für diese Ausnahmen ist jedoch, daß die Waren nicht gesundheitsschädlich sind. Die Zolldienststellen können bei der Überwachung insofern mitwirken, daß sie Sendungen der genannten Erzeugnisse anhalten, den Verdacht von Verstößen gegen Vorschriften des LMBG, der sich bei der Abfertigung ergibt, den für die Überwachung zuständigen Behörden mitteilen und eine Untersuchung auf Kosten des Verfügungsberechtigten veranlassen können (§ 48). Für Waren, die zur Ausfuhr bestimmt sind, gelten nur die Vorschriften des LMBG, die dem Gesundheitsschutz dienen (§§ 8, 24 und 30). Sofern solche Waren den übrigen Vorschriften des LMBG nicht entsprechen, z. B. wenn sie mit nicht zugelassenen Farbstoffen gefärbt sind, müssen sie bei der Lagerung von den Waren getrennt gehalten werden, die für das Inverkehrbringen im Geltungsbereich des LMBG bestimmt sind; sie müssen außerdem kenntlich gemacht werden (§ 50); z. B. durch ein Schild mit der Aufschrift „Zur Ausfuhr bestimmt".

1.7. Überwachung

Für die Lebensmittelüberwachung sind die Bundesländer zuständig, ferner die Bundeswehr für ihren eigenen Bereich. Sie erfolgt nach den allgemeinen Bestimmungen des siebenten Abschnitts des LMBG, zu dem die Bundesländer noch weitergehende Durchführungsvorschriften erlassen haben oder erlassen werden. Solange dies nicht geschehen ist, gelten die zum LMG erlassenen Vorschriften für die einheitliche Durchführung des Lebensmittelgesetzes (Rdschr. des RMdI vom 21. 6. 1934; RGesundhBl. S. 590) weiter, die im Jahre 1934 durch landesrechtliche Hoheitsakte in Kraft gesetzt wurden.

Die Lebensmittelüberwachung gehört im allgemeinen zum Arbeitsbereich der obersten Landesgesundheitsbehörden. Mit ihrer Durchführung sind in den meisten Bundesländern fachlich vorgebildete Beamte betraut, in Baden-Württemberg z. B. der Wirtschaftskontrolldienst. Diese bedienen sich dabei der Mithilfe von Fachanstalten, nämlich chemischer, tierärztlicher und medizinischer Untersuchungsanstalten, und der beamteten Lebensmittelchemiker, Tierärzte und Ärzte, die als wissenschaftliche Sachverständige mit der Lebensmittelüberwachung betraut sind, sowie von Lebensmittelkontrolleuren. Die mit der Überwachung beauftragten Personen haben planmäßig Betriebsbesichtigungen vorzunehmen und Stichproben von Lebensmitteln, Tabakerzeugnissen, kosmetischen Mitteln und Bedarfsgegenständen zu entnehmen (§ 42). Die Betriebsbesichtigung erstreckt sich auf alle Grundstücke und Räume, in denen diese Produkte gewerbsmäßig hergestellt, behandelt oder in den Verkehr gebracht werden, also Produktionsstätten, Lager- und Verkaufsräume. Die Beamten dürfen auch die dazugehörigen Geschäftsräume betreten und dort geschäftliche Aufzeichnungen, Frachtbriefe, Bücher und Unterlagen über die bei der Herstellung verwendeten Stoffe einsehen, ausgenommen Herstellungsbeschreibungen, ferner alle erforderlichen Auskünfte über die Herstellung der Erzeugnisse verlangen. Auch der Handel auf Märkten, Plätzen, Straßen und im Umherziehen unterliegt der Überwachung, ferner Lieferfahrzeuge, Milchtankwagen und andere Einrichtungen zur Beförderung von Lebensmitteln. Betriebsräume dürfen nur während der üblichen Betriebs- oder Geschäftszeit betreten werden; außerhalb dieser Zeit nur zur Verhütung dringender Gefahren für die öffentliche Sicherheit und Ordnung, etwa wenn vermutet wird, daß während dieser Zeit Lebensmittel entgegen lebensmittelrechtlichen Vorschriften hergestellt werden. In solchen Fällen dürfen auch die Wohnräume der für den Betrieb verantwortlichen betreten werden.

1.8. Probenahme

Da es in den meisten Fällen nicht möglich ist, schon anläßlich einer Betriebsbesichtigung zu erkennen, ob die dort befindlichen Lebensmittel, Bedarfsgegenstände usw. den gesetzlichen Vorschriften genügen, entnehmen die Kontrollbeamten Proben dieser Produkte, damit sie in Fachanstalten untersucht und beurteilt werden können. Die Anzahl der Proben richtet sich nach der Bevölkerungsdichte; sie ist in den landesrechtlichen Durchführungsvorschriften festgelegt. Nach den Durchführungsvorschriften zum LMG wurden jährlich auf 100 000 Einwohner mindestens 500 Lebensmittel und 50 Bedarfsgegenstände entnommen. Die Verteilung der Proben auf die einzelnen Lebensmittelgruppen sollte möglichst deren Anteil an der Ernährung entsprechen; darüber hinaus werden gesundheitspolitische Erwägungen oder aktuelle Verstöße gegen lebensmittelrechtliche Vorschriften die Probenzahl bestimmter Lebensmittel beeinflussen. Aus diesen Erwägungen heraus wird vielfach die Probenahme von den Untersuchungsanstalten gesteuert, d. h. sie fordern die Proben nach Zahl und Art bei den Kontrollorganen an.

Die entnommenen Proben müssen so behandelt werden, daß ihre Identität außer Zweifel steht. Auf dem Begleitformular sind daher anzugeben: die Tagebuch-Nummer (auch auf der Probe selbst), die genaue handelsübliche Bezeichnung (also nicht nur „Orangen", sondern „Orangen naturrein", nicht nur „Brötchen", sondern „Tafelbrötchen" oder „Milchbrötchen", nicht „Leberwurst", sondern „feine Leberwurst"), da diese Angaben oft von entscheidender Bedeutung für die Beurteilung sind, ferner die Menge (Gewicht, Volumen oder Stückzahl), Verkaufspreis, Zeit und Ort der Probenahme, Name des Verkäufers, Name und Ort des Geschäftes, (möglichst Firmenstempel auf der Packung oder Verpackung und dem Begleitformular), Name des Lieferanten, Lieferdatum, noch vorhandene Menge, die für die Probe geleistete Entschädigung, Grund der Probenahme (z. B. „Planprobe", „Bombage", „Verbraucherbeschwerde"). Bei lose verkaufter Ware ist auch eine am Verkaufsstand evtl. vorhandene oder fehlende Kennzeichnung oder Kenntlichmachung anzugeben, z. B. bei Käse im

Anschnitt: „45% Fett in der Trockenmasse"; bei Südfrüchten: „kein Hinweis auf Fruchtbehandlungsmittel". Dem Besitzer ist für die Probe eine Empfangsbescheinigung auszustellen; ferner ist für Proben, die nicht beim Hersteller oder Einführer entnommen werden, eine angemessene Entschädigung zu leisten.

Von jeder Probe ist ein Teil amtlich verschlossen und versiegelt beim Besitzer zurückzulassen, es sei denn, der Hersteller oder Einführer verzichtet darauf (Groß- und Einzelhändler haben also kein Verzichtsrecht). Wenn die Probe nicht geteilt werden kann, ohne den Zweck der Untersuchung zu gefährden, also z. B. bei den meisten Originalpackungen, ist ein zweites Stück der gleichen Art wie das als Probe entnommene zurückzulassen. Die Gegenprobe (so nennt man den zurückgelassenen Teil der Probe) und die Zweitprobe dienen wie die amtliche Probe als Beweismittel, in erster Linie, um die Identität der von der Lebensmittelüberwachung begutachteten Probe sicherzustellen, falls diese zweifelhaft sein oder bestritten werden sollte. Zu diesem Zweck kann der Besitzer die Gegen- oder Zweitprobe auf seine Kosten bei einem hierfür zugelassenen Sachverständigen untersuchen lassen. Wenn er dies tut, muß es möglichst bald geschehen, jedenfalls bevor die Probe in Zersetzung übergeht, spätestens innerhalb eines in den Durchführungsvorschriften festgesetzten Zeitraums (bisher 2 Wochen). Der Beweiswert einer Zweitprobe für die Identitätssicherung ist natürlich geringer als der eines Teils der amtlichen Probe (Gegenprobe), da sie in ihrer Beschaffenheit von dieser abweichen kann (Herkunft aus verschiedenen Chargen, Unterschiede in der mechanisch durchgeführten Abfüllung oder Durchmischung oder in der Verschlußdichte von Packungen, bakteriell oder durch zu starke Füllung verursachte Bombage usw.). Dies muß bei der vergleichenden Auswertung der Untersuchungsbefunde der Probe und der Zweitprobe berücksichtigt werden.

Der höhere Beweiswert der Gegenprobe ist natürlich nur dann gegeben, wenn die Probe vor der Teilung, soweit dies möglich oder angebracht ist, gründlich durchgemischt wird, z. B. bei lose verkaufter Milch, bei teilweise auskristallisiertem Honig in größeren Behältern usw. Wo dies nicht möglich ist, muß unter Umständen mit unterschiedlicher Zusammensetzung von Probe und Gegenprobe gerechnet werden (z. B. Zungenwurst). Bei stückiger Ware (Brötchen, Obst, Gemüse usw.) werden üblicherweise nicht die Einzelstücke geteilt, sondern eine größere Anzahl entnommen und davon die Hälfte als Gegenprobe zurückgelassen. Besonders bei der Probenahme von Obst und Gemüse zum Zwecke der Untersuchung auf Rückstände von Pflanzenschutzmitteln ist größte Sorgfalt auf die möglichst gleichartige Zusammensetzung von Probe und Gegenprobe zu verwenden, wenn man bedenkt, daß die Gebinde einer Lieferung (z. B. in einem Güterwagen) von mehreren Produzenten stammen können.

1.9. Untersuchung und Beurteilung

Die Untersuchung der erhobenen Proben erfolgt in staatlichen oder kommunalen Fachanstalten, und zwar überwiegend in chemischen; soweit es sich um Lebensmittel tierischer Herkunft handelt, auch in tierärztlichen und in geringerem Maße in medizinischen Untersuchungsanstalten. Sie bezweckt die Feststellung, ob die Proben in ihrer Beschaffenheit und Aufmachung den Anforderungen des Lebensmittel- und Bedarfsgegenständegesetzes oder sonstiger Rechtsvorschriften oder der allgemeinen Verkehrsauffassung entsprechen. Sie muß also, unter Vermeidung alles Überflüssigen, soweit ausgedehnt werden, als es die Beantwortung dieser Fragen erfordert. Es würde also z. B. nicht genügen, den Fettgehalt der Milch zu bestimmen, da sie auch bei hohem Fettgehalt gewässert sein kann; bei einem Pfefferminzlikör reicht die Bestimmung des Alkoholgehaltes nicht aus, da er auch unzulässige Farbstoffe enthalten kann; ein Orangensaft mit normalem Extraktgehalt und Formolwert kann sich nach Bestimmung der Aminosäuren als ein gestrecktes Erzeugnis erweisen. Von besonderer gesundheitspolitischer Bedeutung ist heute die Untersuchung der Lebensmittel auf Rückstände von Schädlingsbekämpfungsmitteln und pharmakologisch wirksamen Stoffen sowie auf Verunreinigung durch Umweltkontaminanten wie toxische Schwermetalle oder kanzerogene Stoffe. Die Untersuchung ist, soweit amtliche Methoden vorhanden sind, nach diesen auszuführen, es sei denn, daß triftige Gründe zwingen, davon abzuweichen. Hierzu ist eine Begründung notwendig.

1.10. Das Gutachten

Das Ergebnis der Untersuchung wird in einem Gutachten zusammengefaßt. Es leuchtet ein, daß es nicht genügt, lediglich die Analysenwerte anzugeben, zumal diese nur von einem Fachmann ausgewertet werden können. Da die Untersuchung den Zweck verfolgt, Verstöße gegen bestehende Vorschriften oder die Verkehrsauffassung aufzudecken, ist es erforderlich, die Probe auf Grund dieser Vorschriften oder der allgemeinen Verkehrsauffassung sowie der ermittelten Analysenwerte oder der Kennzeichnung zu beurteilen. Für die Abfassung des Gutachtens wird man folgende allgemeine Regeln aufstellen können: Es beginnt mit Angaben über Daten der Probenahme (statt dessen kann auch auf das Begleitformular der Probe verwiesen werden), des Eintreffens der Probe, ggf. auch des Beginns der Untersuchung (insbesondere bei der Beurteilung verdorbener Lebensmittel!), mit der Bezeichnung der Probe, ihrer Verpackung, Beschriftung oder Kennzeichnung. Es folgt die Beschreibung ihrer äußeren Beschaffenheit (Konsistenz, Farbe, Klarheit, Trübung, Geruch und Geschmack), weiter das Ergebnis der chemischen, physikalisch-chemischen, mikroskopischen, mikrobiologischen usw. Untersuchung. Hieran schließt sich die Beurteilung an. Soll ein Erzeugnis beurteilt werden, bei dem die Untersuchung keine Abweichungen von der Norm ergeben hat, so vermeide man Formulierungen wie „Die Ware ist von einwandfreier Beschaffenheit" o. ä. Denn es ist unmöglich, auf alle in Betracht kommenden unzulässigen Stoffe zu prüfen. In solchen Fällen genügt die Angabe „Die Untersuchung ergab keinen Anlaß zu einer Beanstandung".

Wenn die Probe dagegen nicht den einschlägigen Rechtsvorschriften oder der allgemeinen Verkehrsauffassung entspricht, so ist ihre tatsächliche Beschaffen-

heit in den Punkten, die für die festgestellte Abweichung von der Norm von Bedeutung sind, festzustellen. Dies hat in allgemeinverständlicher Form zu geschehen. Der sogen. Ist-Beschaffenheit der Probe wird die Soll-Beschaffenheit gegenübergestellt. Ergibt sich diese aus Rechtsvorschriften oder sonstigen Beurteilungsnormen, die die allgemeine Verkehrsauffassung wiedergeben, so sind diese zu zitieren, möglichst unter genauer Angabe der Fundstelle.
Nicht in das Gutachten gehören dagegen Ausführungen zur Schuldfrage, so zur Frage der Verantwortlichkeit einer bestimmten Person, zur Schuldform (Vorsatz oder Fahrlässigkeit) und zum Schuldumfang, auch nicht eine Empfehlung zur Strafanzeige oder die Forderung nach einer hohen Strafe oder nach einem Berufsverbot. Der Gutachter soll sich also nicht zu strafrechtlichen Gesichtspunkten äußern. Wohl aber kann er auf objektive Umstände hinweisen, die für die Schuldfrage von Bedeutung sein können, z. B. daß bereits mehrfach Erzeugnisse eines bestimmten Herstellers beanstandet wurden. Er kann ausführen, ob ein Verstoß gegen eine lebensmittelrechtliche Vorschrift graduell und quantitativ erheblich ist; er soll sich aber nicht dazu äußern, ob das Verschulden gering ist oder nicht (vgl. hierzu die Ausführungen von W. Zipfel in „Der Lebensmittelchemiker als Sachverständiger vor Gericht")[6].
Auf Seite 564ff. werden einige Beispiele von Gutachten aus der Praxis der Lebensmittelüberwachung gegeben.

1.11. Die Straf- und Bußgeldbestimmungen des LMBG

Im Rahmen der Gesamtreform des Lebensmittelrechts ist auch das Lebensmittelstrafrecht neugestaltet worden, und zwar im Sinne einer Entkriminalisierung. Zuwiderhandlungen gegen das LMG waren grundsätzlich Vergehen, die mit Gefängnis oder Geldstrafe bedroht sind. In schweren Fällen konnten bis zu zehn Jahre Freiheitsstrafe verhängt werden. Diese als unverhältnismäßig hoch empfundenen Strafandrohungen und die mit einer Verurteilung nach § 11 LMG zwangsläufig verbundene Eintragung in das Strafregister hatten zur Folge, daß in der Vergangenheit allzuhäufig Verfahren nach § 153 des Strafgesetzbuches wegen Geringfügigkeit eingestellt wurden. Damit war dem Verbraucherschutz nicht gedient. Aus diesen Erfahrungen hat man die Konsequenzen gezogen. Das LMBG sieht als Regelhöchststrafe nur noch zwei Jahre Freiheitsstrafe vor. Nur in besonders schweren Fällen, d. h. wenn der Täter die Gesundheit einer großen Zahl von Menschen oder das Leben eines Menschen gefährdet oder seine Gesundheit schwer geschädigt hat, können bis zu 5 Jahre verhängt werden. Das wesentlich Neue ist aber die Einführung zahlreicher Bußgeldvorschriften und schließlich die weitgehende Aufgliederung und Abschichtung der einzelnen Tatbestände. Zuwiderhandlungen gegen das LMBG werden vor allem durch Festsetzung von Geldstrafen und Verhängung von Geldbußen geahndet werden. Dabei können die Geldbußen bis zu 500000 DM betragen. Nach den Vorschriften des Straf-

[6] W. ZIPFEL, Dtsch. Lebensmittel-Rundsch. **65**, 355; 1969.

gesetzbuches und des Ordnungswidrigkeitengesetzes können die gesetzlich festgelegten Höchstgrenzen für Geldstrafen und Bußgelder auch überschritten werden, wenn sie hinter dem wirtschaftlichen Vorteil zurückbleiben, den der Täter aus dem Gesetzesverstoß gezogen hat. Man erhofft sich von dieser Regelung eine wirksamere Durchsetzung der lebensmittelrechtlichen Vorschriften als von den schwereren Strafandrohungen des LMG und damit einen verstärkten Verbraucherschutz.

1.12. Beispiele lebensmittelchemischer Gutachten

Zur Platzersparnis wird in den folgenden Beispielen auf die Angaben zur Probeentnahme und auch auf eine ausführliche Beschreibung der Proben verzichtet.

1.1.1. Gesundheitsschädliche und gesundheitlich bedenkliche Erzeugnisse

Lebensmittel

Bezeichnung: Hafer-Fertigbrei
Verpackung: mit Kunststoff-Folie kaschierter Aluminiumbeutel in Pappkarton
Aussehen: sandfarbiges, schuppiges Pulver. Beim Anrühren mit Wasser fielen dunkle Partikel auf. Es handelte sich um kleine, scharfkantige Stahlspäne.
Geruch: leicht käsig
Geschmack: unauffällig

Der Fertigbrei war mit zahlreichen kleinen Stahlspänen verunreinigt, die diesem Gutachten beigefügt sind (s. Anlage). Geht man davon aus, daß das Lebensmittel für Säuglinge bestimmt ist, so können die scharfkantigen Metallspäne im Rachenraum des Kleinkindes Verletzungen hervorrufen. Es liegt daher ein Verstoß gegen § 8 Nr. 1 LMBG vor, wonach es verboten ist, Lebensmittel für andere derart herzustellen, daß ihr Verzehr geeignet ist, die Gesundheit zu schädigen. Wie bereits telefonisch voraus mitgeteilt wurde, sind die beim Einzelhändler und beim Großhändler noch vorhandenen Bestände dieser Ware vorläufig sicherzustellen und weitere Proben zu entnehmen und zur Untersuchung einzusenden. Außerdem bitten wir, das für den Hersteller zuständige Chemische Untersuchungsamt von dem Sachverhalt zu verständigen und zu einer Betriebskontrolle zu veranlassen.

Bedarfsgegenstand

Bezeichnung am Verkaufsstand: Dessertteller
Äußere Beschaffenheit: Porzellanteller von ca. 18 cm Durchmesser mit einem Karo-Dekor auf der Innenseite
Die Untersuchung auf Abgabe von Blei- und Kadmiumverbindungen ergab: 3,4 mg Blei absolut, entsprechend 1,22 mg/dm^2 Oberfläche; 1,4 mg Kadmium absolut, entsprechend 0,5 mg/dm^2 Oberfläche.

Nach § 1 des Blei-Zinkgesetzes vom 5. 7. 1887 (RGBl. S. 277) i. d. F. vom 2. 3. 1974 (BGBl. I, S. 469, 552) dürfen Eß-, Trink- und Kochgeschirre nicht mit einer Glasur versehen sein, welche bei halbstündigen Kochen mit 4 %iger Essigsäure an diese Blei abgibt. Nach dem Rundschreiben des Innenministeriums Baden-Württemberg vom 16. 12. 1952 (abgedruckt in Z. Lebensmittel-Unters. u. Forschg., Beilage Gesetze und Verordnungen **96**, 57; 1953) kann bei Geschirren mit einem Rauminhalt bis zu 0,5 Liter eine Bleiabgabe von höchstens 1 mg, bei Geschirren mit einem Rauminhalt von über 0,5 Liter eine Bleiabgabe von höchstens 2 mg als noch duldbar angesehen werden.

Die an der vorliegenden Probe festgestellte Bleiabgabe liegt über dem Grenzwert von 1 mg. Die Probe ist daher auf Grund von § 1 Abs. 1 Nr. 3 des Blei-Zink-Gesetzes zu beanstanden; sie ist damit nicht verkehrsfähig.

Auch gegen die Kadmiumabgabe in der festgestellten Höhe bestehen gesundheitliche Bedenken. In einem Schnellbrief des BMJFG vom 21. 8. 1974 wird als vorläufig duldbarer Höchstwert der Kadmiumabgabe von Flachgeschirren 0,15 mg/dm^2 Oberfläche genannt. Dieser Wert ist bei der vorliegenden Probe deutlich überschritten.

Das gewerbsmäßige Verwenden eines Bedarfsgegenstandes der vorliegenden Art und das Inverkehrbringen für solche Verwendungszwecke ist auf Grund von § 31 Abs. 1 LMBG verboten, weil bei ihrer Verwendung gesundheitlich bedenkliche Anteile von Blei und Kadmium auf die Lebensmittel übergehen.

Kosmetisches Mittel

Bezeichnung: Haarfärbemittel
Aussehen: farblose Flüssigkeit mit Bodensatz von gelblichen Kri stallen
Trockenrückstand: 4,7 g/100 ml
Spektrographische Untersuchung: hauptsächlich Blei, daneben Kalzium in Spuren
Untersuchung der gelblichen Kristalle: Bleibromid
Bleigehalt des Präparates: 445 mg Blei/100 ml, entspr. 790 mg Bleibromid/100 ml

Bei dem vorliegenden Präparat handelt es sich um ein kosmetisches Mittel i. S. von § 4 Abs. 1 LMBG. Das Wirkungsprinzip dieses Mittels dürfte darin bestehen, daß resorbiertes Blei durch Umsetzung mit den schwefelhaltigen Aminosäuren des Haares Bleisulfid bildet und so eine allmähliche Braun- bis Schwarzfärbung der Haare verursacht. Nach § 3 des Farbengesetzes vom 5. 7. 1887 (RGBl. S.277) i. d. F. vom 2. 3. 1974 (BGBl. I, S. 469, 550) dürfen aber zur Herstellung von kosmetischen Mitteln, darunter Haarfärbemitteln, nicht die in § 1 Abs. 2 dieses Gesetzes bezeichneten Stoffe verwendet werden. Zu diesen Stoffen gehört auch Blei. Das vorliegende Haarfärbemittel ist daher wegen Verstoßes gegen das Farbengesetz nicht verkehrsfähig.

1.12.2. Schädlingsbekämpfungsmittel-Rückstände

Salat

In der vorliegenden Probe Kopfsalat wurde durch gaschromatographische Untersuchung Rückstände des Pflanzenschutzmittels DDT in Höhe von 0,42 mg Gesamt-DDT/kg festgestellt. Diese Menge an Gesamt-DDT (o, p'-DDT 0,11 mg, p, p'-DDT 0,31 mg) liegt erheblich über dem in der Höchstmengen-Verordnung Pflanzenschutz, pflanzliche Lebensmittel vom 30.11.1966 (BGBl. I, S. 667) . d. F. vom 4.2.1976 (BGBl. I, S. 264) festgelegten Toleranzwert von 0,1 mg/kg. Es liegt daher ein Verstoß gegen § 1 Abs. 1 dieser Verordnung und somit gegen § 14 Abs. 1 Nr. 1 LMBG vor.

1.12.3. Lebensmittelzusatzstoffe (Fremde Stoffe)

(Bei Gutachten über diese Stoffe ist zu beachten, daß bis zum 31.12.1977 noch die Bestimmungen über fremde Stoffe des LMG in Kraft sind. Ab 1.1.1978 sind dann die entsprechenden Bestimmungen über Zusatzstoffe des LMBG anzuwenden.)

Fruchtbehandlungsmittel

Bezeichnung: Satsumas-Orangen, naturrein

Durch gas-chromatographische Untersuchung wurde in der Probe ein Diphenylgehalt von 60 mg/kg ermittelt. Laut Begleitprotokoll fehlte jedoch am Verkaufsstand die durch § 3 Abs. 1 Nr. 1a der FruchtbehandlungsVO vom 19.12.1959 (BGBl. I, S. 751) i. d. F. vom 28.3.1972 (BGBl. I, S. 523) vorgeschriebene Kenntlichmachung „Mit Diphenyl, Schale nicht zum Verzehr geeignet". Es liegt daher ein Verstoß gegen § 5a Abs. 2 LMG (ab 1.1.1978: § 16 Abs. 1 LMBG) vor. Außerdem verstößt der Hinweis „naturrein" gegen § 17 Abs. 1 Nr. 4 LMBG, wonach es verboten ist, derartige Bezeichnungen im Verkehr mit Lebensmitteln zu verwenden, die zugelassene Zusatzstoffe enthalten.

Lebensmittelfarben

Bezeichnung: Ostereierfarben
Verpackung: 5 Papierbeutel in Faltschachtel

Die Untersuchung ergab, daß die roten, gelben, blauen und violetten Farben zugelassene Farbstoffe enthielten. Dagegen konnte in der grünen Farbe neben dem zugelassenen Farbstoff Echtgelb der Farbstoff Patentblau AE nachgewiesen werden, der in der Anlage 1 der FarbstoffVO vom 19.12.1959 (BGBl. I, S. 756) i. d. F. vom 16.5.1975 (BGBl. I, S. 1281) nicht aufgeführt ist. Patentblau AE darf daher nach § 4a Abs. 1 LMG (ab 1.1.1978: § 11 Abs. 1 Nr. 1a LMBG) nicht für die Färbung von Lebensmitteln verwendet werden, die gewerbsmäßig in den Verkehr gebracht werden.

Nach § 4e Nr. 4 LMG (ab 1.1.1978: § 11 Abs. 1 Nr. 3 LMBG) dürfen fremde Stoffe (ab 1.1.1978: Zusatzstoffe), die nach den Vorschriften des § 4a Abs. 1 LMG (ab 1.1.1978: § 11 Abs. 1 Nr. 1 LMBG) nicht verwendet werden dürfen, sich nicht für eine solche Verwendung oder für eine Verwendung durch den erbraucher, z. B. im Haushalt, in den Verkehr gebracht werden.

1.12.4. Nicht zum Verzehr geeignete Lebensmittel

Fritürefett

Bezeichnung der Proben: gebrauchtes und ungebrauchtes Fritürefett
Probenahme: 9. 3. 1976
Untersuchung: 10. 3. 1976
Untersuchungsbefund:

	gebrauchtes Fritürefett	ungebrauchtes Fritürefett
Aussehen:	braun	weiß
Geruch:	stechend	neutral
Geschmack:	bitter	neutral
Säurezahl (DFG-Einheitsmethoden):	4,4	0,25
Petrolätherunlösliche oxidierte Fettsäuren:	1,5 %	—
Rauchpunkt:	140 °C	208 °C

Der sensorische Befund des gebrauchten Fritürefettes zeigt, daß sich das Fett durch zu langen Gebrauch oder Anwendung unsachgemäß hoher Temperaturen hinsichtlich Geruch und Geschmack sehr nachteilig verändert hat.

Dieser Befund wird unterstützt durch den festgestellten Gehalt an freien Fettsäuren (erhöhte Säurezahl), durch den stark erhöhten Gehalt an petrolätherunlöslichen Fettsäuren und den stark erniedrigten Rauchpunkt.

Aus diesem Grund ist die Probe als ein nicht mehr zum Verzehr geeignetes Lebensmittel i. S. des § 17 Abs. 1 Nr. 1 LMBG zu beanstanden. Dasselbe gilt für die darin zubereiteten Lebensmittel, da das Fett seinen Geruch und Geschmack diesen mitteilt.

Limonade

Bezeichnung: Natura-Limonade
Verpackung: braune 200 ml-Glasflasche mit unverletztem Kronkorkenverschluß
Äußere Beschaffenheit: gelbe Flüssigkeit mit feinem, schlammartigen Bodensatz. Auf der Oberfläche der Flüssigkeit schwammen zwei tiefschwarze Schmeißfliegen

Die in der Flasche enthaltenen zwei Schmeißfliegen verleihen dem Getränk ein ekelerregendes und abstoßendes Aussehen. Ein Fruchtsaftgetränk, das derartige Verunreinigungen enthält, ist in seiner Beschaffenheit so beeinträchtigt, daß es keinem Verbraucher mehr zum Verzehr zugemutet werden kann. Es ist daher nicht zum Verzehr geeignet und nach § 17 Abs. 1 Nr. 1 LMBG zu beanstanden.

1.12.5. Nachgemachte Lebensmittel

Brotaufstrich

Bezeichnung: Delikateß-Brotaufstrich. Hergestellt aus feinster Margarine, Milcheiweiß und naturreinen Gewürzen
Verpackung: runde Kunststoffschachtel mit Eindruckdeckel
Äußere Beschaffenheit: gelblich-grüne Paste, wie angemachter Kräuterkäse
Geschmack: ähnlich wie Kräuterkäse, jedoch mit deutlich hervortretendem Margarinegeschmack
Trockenmasse: 66,7 %
Fett: 51,0 % entspr. 76,5 % i. Tr.
Buttersäurezahl: 2,21
Milchfett: 6,6 %
Fremdfett: 44,4 %

Das vorliegende Erzeugnis gleicht in Aussehen und Geschmack einem angemachten Kräuterkäse. Wegen seines Gehaltes an Margarine entspricht es jedoch nicht der Begriffsbestimmung für Käse oder Käsezubereitungen in § 1 der KäseVO vom 24. 6. 1965 (BAnz. Nr. 118 vom 30. 6. 1965) i. d. F. vom 21. 4. 1975 (BGBl. I, S. 973). Es ist daher als nachgemachtes Milcherzeugnis i. S. vom § 36 Abs. 1 des Milchgesetzes vom 30. 7. 1930 (RGBl. I, S. 421) i. d. F. vom 2. 3. 1974 (BGBl. I, S. 469, 601) anzusehen und darf daher nicht als Lebensmittel in den Verkehr gebracht werden. Das Verkehrsverbot gilt auch bei Kenntlichmachung der Zusammensetzung. Der Brotaufstrich ist daher als nachgemachtes Lebensmittel nach § 17 Abs. 1 Nr. 2a LMBG in Vbdg. mit § 36 Abs. 1 des Milchgesetzes zu beanstanden.

1.12.6. Wertgeminderte Lebensmittel

Milch

Bezeichnung der Proben:
1. Liefermilch (Morgengemelk von 9 Kühen) aus ca. 30 Liter
2. Stallprobe (Morgengemelk von 9 Kühen) aus ca. 50 Liter
Die Untersuchung ergab:

	Liefermilch	Stallprobe
spez. Gewicht:	1,0259	1,0303
Fett:	3,10 %	4,00 %
Trockensubstanz:	10,4 %	12,6 %
fettfreie Trockensubstanz:	7,3 %	8,6 %
Fett i. Tr.:	28,5 %	34,8 %
Refraktion:	35,25 Skt	39,50 Skt
Gefrierpunktserniedrigung:	0,452 °C	0,558 °C
Säuregrad:	5,2 °SH	6,5 °SH
Chlorid:	0,075 %	0,10 %
Nitratreaktion:	p'	negativ

Bei der Liefermilch liegen die Analysenwerte für spezifisches Gewicht, fettfreie Trockenmasse, Refraktion und die Gefrierpunktserniedrigung unter den Normalwerten. Dies und die positive Nitratreaktion lassen auf eine Wässerung schließen. Aus der Differenz zwischen der fettfreien Trockenmasse der Stallprobe und der Liefermilch errechnet sich, daß bei der Liefermilch zu 100 Teilen reiner Milch etwa 20 Teile Wasser zugesetzt wurden, daß also in den 30 Litern abgelieferter Milch etwa 5 Liter Wasser enthalten waren. Durch den Wasserzusatz ist die Milch in ihrem Nährwert erheblich verschlechtert. Sie ist daher als ein Lebensmittel zu beurteilen, das i. S. von § 17 Abs. 1 Nr. 2b LMBG hinsichtlich seiner Beschaffenheit von der Verkehrsauffassung abweicht und dadurch in seinem Wert nicht unerheblich gemindert ist. Nach § 8 Nr. 3 der 1. AVO zum Milchgesetz vom 15. 5. 1931 (RGBl. I, S. 150) i. d. F. vom 18. 4. 1975 (BGBl. I, S. 967, 971) ist gewässerte Milch als nachgemacht oder verfälscht anzusehen und darf auch bei Kenntlichmachung nicht in den Verkehr gebracht werden.

Wurst

Bezeichnung: Lyoner
Äußere Beschaffenheit: feingekuttertes Brät von schnittfester, elastischer Konsistenz
Geschmack: typisch, leicht salzig

Fett (nach Weibull-Stoldt):	32,1 %
Rohprotein (N × 6,25):	8,9 %
Wasser:	56,7 %
Asche:	2,3 %
Bindegewebe im Rohprotein:	14,5 %
Bindegewebefreies Protein:	7,6 %
Fett-Protein-Verhältnis:	3,6
Wasser-Protein-Verhältnis:	6,4
Fremdwasser:	21,1 %

Nach den Leitsätzen für Fleisch und Fleischerzeugnisse vom 20. 6. 1975 (GMBl. S. 487) muß Lyoner einen Gehalt an bindegewebefreiem Fleischeiweiß von mindestens 8,0 % aufweisen, wobei der Anteil an Bindegewebe im Rohprotein nicht mehr als 25 % betragen darf.

Neben dem Gehalt an Fleischeiweiß sind für die Beurteilung der Zusammensetzung einer Wurst das Fett-Protein-Verhältnis, das es erlaubt, den Fettgehalt unabhängig vom Austrocknungsgrad zu beurteilen, sowie der Fremdwassergehalt von ausschlaggebener Bedeutung. Gewerbeüblich hergestellte Lyoner weist ein Fett-Protein-Verhältnis von höchstens 3,5 : 1 und einen Fremdwassergehalt von maximal 15 % auf. Die vorliegende Probe hat aber nur einen Gehalt von 7,6 % bindegewebefreiem Fleischeiweiß; das Fett-Protein-Verhältnis beträgt 3,6 : 1 und der Gehalt an Fremdwasser 21,1 %.

Die Probe weicht daher in ihrer Zusammensetzung von herkömmlichen Erzeugnissen ab. Sie ist in ihrem Nähr- und Genußwert nicht unerheblich gemindert und deshalb nach § 17 Abs. 1 Nr. 2b LMBG zu beanstanden.

Orangensaft

Bezeichnung: Orangensaft natur
Verpackung: weiße 1 Liter-Glasflasche mit Twist-off-Verschluß
Aussehen: gelbe trübe Flüssigkeit
Geruch und Geschmack: schwach nach Orangen, im Abgang dünn und leer

spez. Gewicht:	1,0436
Gesamtextrakt, g/l:	113,2
zuckerfreier Extrakt, g/l:	28,5
Zucker v. d. Inversion, g/l:	51,6
Zucker n. d. Inversion, g/l:	87,5
Gesamtzucker, g/l:	85,7
Saccharose, g/l:	34,1
Gesamtsäure, ber. als Weinsäure, g/l:	7,8
pH-Wert:	3,1
Aschenalkalität, mval/l:	32,8
Asche, g/l:	3,00
Natrium, g/l:	0,013
Kalium, g/l:	1,249
Phosphate (als P_2O_5), mg/l:	284
Nitrate (als N_2O_5), mg/l:	3
l-Ascorbinsäure, mg/l:	260
Hesperidin, mg/l:	465
Formolwert (ml 0,1 n NaOH/100 ml):	14,3
Aminosäuren:	
Asparaginsäure, mg/100 ml:	14,2
Prolin, mg/100 ml:	30,1
Alanin, mg/100 ml:	4,2

Der schon bei der Verkostung durch seinen dünnen und leeren Geschmack aufgefallene Orangensaft zeigte auch bei der chemischen Analyse eine von einem unverfälschten Orangensaft stark abweichende Zusammensetzung. Bei der vorliegenden Probe wurde ein spezifisches Gewicht von nur 1,0436 und eine Gesamtsäure (ber. als Weinsäure) von nur 7,8 g/l ermittelt, während die Leitsätze für Fruchtsäfte in Kap. II A Nr. 1 für Orangensaft ein Gewichtsverhältnis von mindestens 1,045 und nach Nr. 2 eine Gesamtsäure (ber. als Weinsäure) von mindestens 8 g/l vorschreiben. Die Unterschreitung dieser Grenzwerte zeigt, daß hier ein gestrecktes Erzeugnis vorliegt. Bestätigt wird dies durch die ermittelten Gehalte für Phosphat, Hesperidin, Kalium, Asche und den Formolwert, die für einen Orangensaft zu niedrig sind. Auch die quantitative Bestimmung der Aminosäuren beweist, daß es sich um einen gestreckten Saft handelt. Sowohl der Gehalt an Asparaginsäure als auch der Alaningehalt unterschreiten die für Orangensäfte üblichen Werte recht deutlich. Auch der Prolingehalt ist für einen Orangensaft viel zu niedrig, da unverfälschte Säfte in der Regel 74 bis 81 mg 100 ml enthalten.

Der vorliegende Orangensaft weicht daher in seiner Zusammensetzung von der Verkehrsauffassung ab und ist in seinem Nähr- und Genußwert erheblich gemindert. Er ist daher nach § 17 Abs. 1 Nr. 2 b LMBG zu beanstanden.

12.12.7. Irreführende und krankheitsbezogene Angaben

Traubensaft

Kennzeichnung: Roter Traubensaft, kurerprobt
Weitere Angaben auf dem Etikett: „kräftigend, gut fürs Blut. ... blutverbessernd (bei Eisenmangelanämie), kräftigend (hoher Gehalt an natürlichem Traubenzucker). ... ist ein erprobtes Mittel, um dem Körper bei Übermüdung oder Schwäche schonend, aber rasch neue Energie zuzuführen und das Blut zu verbessern (Eisenmangelanämie). Hinzu kommt eine entwässernde und entschlackende Wirkung, die sich erleichternd auf die Funktionen des Herzens und des Kreislaufs auswirken kann. Empfohlene Tagesmenge: vor jeder Mahlzeit ein Glas".

Der vorliegende Traubensaft zeigte nach dem Umfang der durchgeführten Untersuchung keine Abweichung von der normalen Beschaffenheit. Dagegen ist die Aufmachung des Erzeugnisses in mehrfacher Hinsicht zu beanstanden. Bei der Angabe „blutverbessernd (bei Eisenmangelanämie)" handelt es sich um eine krankheitsbezogene Aussage, die nach § 18 Abs. 1 Nr. 1 LMBG bei Lebensmitteln, abgesehen von diätetischen Lebensmitteln, nicht zulässig ist. Abgesehen davon ist diese Angabe ebenso wie die Angabe „gut fürs Blut" im Zusammenhang mit der Anweisung „Empfohlene Tagesmenge: vor jeder Mahlzeit ein Glas" als irreführend i. S. von § 17 Abs. 1 Nr. 5 a und b LMBG zu beurteilen, da bei dem vorliegenden Erzeugnis nur ein Eisengehalt von 5,2 mg/l ermittelt wurde. Nach den Empfehlungen für die Nährstoffzufuhr der Deutschen Gesellschaft für Ernährung beträgt aber die empfehlenswerte Höhe der Eisenzufuhr 12 bis 18 mg je Tag. Danach müßten 2,3 bis 3,5 l des Traubensaftes, also der Inhalt von ca. 3 1/3 bis 5 Flaschen (0,7 l) des Erzeugnisses getrunken werden, um wenigstens den Tagesbedarf an Eisen zu decken. Die Angabe über die empfohlene Tagesmenge („vor jeder Mahlzeit ein Glas") ist daher ebenfalls zur Täuschung des Verbrauchers geeignet. Der Hinweis auf eine „entschlackende Wirkung" dürfte nur auf einen Genuß ganzer Trauben wegen ihres Gehaltes an unverdaulichen Ballaststoffen zutreffen, ist aber für einen Traubensaft, der diese Ballaststoffe nicht mehr enthält, mindestens zweifelhaft. Auch dieser Hinweis ist als irreführend i. S. von § 17 Abs. 1 Nr. 5 a LMBG zu beurteilen, da er dem Traubensaft Wirkungen beilegt, die wissenschaftlich nicht hinreichend gesichert sind. Bedenklich in diesem Zusammenhang erscheint auch der Hinweis auf eine günstige Beeinflussung der Herz- und Kreislauffunktionen, da eine derartige Aussage Vorstellungen über eine heilende oder lindernde Wirkung des Traubensaftes bei Herz- und Kreislauferkrankungen zu wecken vermag, die nach § 18 Abs. 1 Nr. 1 LMBG Lebensmitteln (abgesehen von diätetischen Lebensmitteln) nicht zugeschrieben werden dürfen. Der vorliegende Traubensaft ist daher wegen irreführender Angaben i. S. von § 17 Abs. 1 Nr. 5a und b LMBG sowie wegen unzulässiger krankheitsbezogener Angaben i. S. von § 18 Abs. 1 Nr. 1 LMBG zu beanstanden.

Speiseöl

Bezeichnung: Vollwert-Leinöl mit hohem Lezithingehalt. Auf der Packung ist u. a. angegeben: „Ärztlich empfohlen zur Senkung überhöhten Cholesteringehaltes des Blutes, zur Aktivierung der inneren Zellatmung".
Lezithingehalt: 498 mg/100 ml

Das vorliegende Leinöl weist nur einen Lezithingehalt von ca. 0,5 % auf. Der hervorhebende Hinweis auf einen hohen Lezithingehalt ist daher als irreführend nach § 17 Abs. 1 Nr. 5 zu beanstanden. Wir verweisen in diesem Zusammenhang auf einen Beschluß des Arbeitskreises lebensmittelchemischer Sachverständige der Länder und des Bundesgesundheitsamtes (BGesundhBl. **16**, 358; 1973), wonach die werbemäßige Herausstellung eines geringen Lezithingehaltes (1,0 bis 1,5 %) zur Irreführung geeignet ist, weil dieser Anteil ernährungsphysiologisch ohne Bedeutung ist.

Außerdem verstößt der Hinweis „Ärztlich empfohlen usw." gegen § 18 Abs. 1 Nr. 1 und 2 LMBG, wonach im Verkehr mit Lebensmitteln Aussagen, die sich auf die Beseitigung, Linderung oder Verhütung von Krankheiten beziehen, sowie Hinweise auf ärztliche Empfehlungen verboten sind.

Anhang 1

Gesetz über den Verkehr mit Lebensmitteln, Tabakerzeugnissen, kosmetischen Mitteln und sonstigen Bedarfsgegenständen (Lebensmittel- und Bedarfsgegenständegesetz)

Vom 15. 8. 1974 (BGBl. I S. 1946) i. d. F. vom 15. 8. 1975 (BGBl. I S. 2172, 2175), ber. 14. 10. 1975 (BGBl. I S. 2052)
– Auszug (ohne Ermächtigungen, Straf- und Bußgeldbestimmungen) –

Erster Abschnitt
Begriffsbestimmungen

§ 1
Lebensmittel

(1) Lebensmittel im Sinne dieses Gesetzes sind Stoffe, die dazu bestimmt sind, in unverändertem, zubereitetem oder verarbeitetem Zustand von Menschen verzehrt zu werden; ausgenommen sind Stoffe, die überwiegend dazu bestimmt sind, zu anderen Zwecken als zur Ernährung oder zum Genuß verzehrt zu werden.

(2) Den Lebensmitteln stehen gleich ihre Umhüllungen, Überzüge oder sonstigen Umschließungen, die dazu bestimmt sind, mitverzehrt zu werden, oder bei denen der Mitverzehr vorauszusehen ist.

§ 2
Zusatzstoffe

(1) Zusatzstoffe im Sinne dieses Gesetzes sind Stoffe, die dazu bestimmt sind, Lebensmitteln zur Beeinflussung ihrer Beschaffenheit oder zur Erzielung bestimmter Eigenschaften oder Wirkungen zugesetzt zu werden; ausgenommen sind Stoffe, die natürlicher Herkunft oder den natürlichen chemisch gleich sind und nach allgemeiner Verkehrsauffassung überwiegend wegen ihres Nähr-, Geruchs- oder Geschmackswertes oder als Genußmittel verwendet werden, sowie Trink- und Tafelwasser.

(2) Den Zusatzstoffen stehen gleich:
1. a) Mineralstoffe und Spurenelemente sowie deren Verbindungen außer Kochsalz,
   b) Aminosäuren und deren Derivate,
   c) Vitamine A und D sowie deren Derivate,
   d) Zuckeraustauschstoffe, ausgenommen Fruktose,
   e) Süßstoffe;
2. Stoffe, mit Ausnahme der in Absatz 1 zweiter Halbsatz genannten, die dazu bestimmt sind,
   a) bei dem Herstellen von Umhüllungen, Überzügen oder sonstigen Umschließungen im Sinne des § 1 Abs. 2 verwendet zu werden,
   b) der nicht zum Verzehr bestimmten Oberfläche von Lebensmitteln zugesetzt zu werden,
   c) bei dem Behandeln von Lebensmitteln in der Weise verwendet zu werden, daß sie auf oder in die Lebensmittel gelangen;
3. Treibgase oder ähnliche Stoffe, die zur Druckanwendung bei Lebensmitteln bestimmt sind und dabei mit diesen in Berührung kommen.

(3) ...

§ 3
Tabakerzeugnisse

(1) Tabakerzeugnisse im Sinne dieses Gesetzes sind aus Rohtabak oder unter Verwendung von Rohtabak hergestellte Erzeugnisse, die zum Rauchen, Kauen oder Schnupfen bestimmt sind.

(2) Den Tabakerzeugnissen stehen gleich:

1. Rohtabak sowie Tabakerzeugnissen ähnliche Waren, die zum Rauchen, Kauen oder Schnupfen bestimmt sind;
2. Zigarettenpapier, Kunstumblätter und sonstige mit dem Tabakerzeugnis fest verbundene Bestandteile mit Ausnahme von Zigarrenmundstücken sowie Rauchfilter aller Art;
3. Erzeugnisse im Sinne der Nummer 2, soweit sie dazu bestimmt sind, bei dem nicht gewerbsmäßigen Herstellen von Tabakerzeugnissen verwendet zu werden.

(3) Als Tabakerzeugnisse gelten nicht Erzeugnisse im Sinne des Absatzes 1 und des Absatzes 2 Nr. 1 zur Linderung von Asthmabeschwerden.

§ 4
Kosmetische Mittel

(1) Kosmetische Mittel im Sinne dieses Gesetzes sind Stoffe oder Zubereitungen aus Stoffen, die dazu bestimmt sind, äußerlich am Menschen oder in seiner Mundhöhle zur Reinigung, Pflege oder zur Beeinflussung des Aussehens oder des Körpergeruchs oder zur Vermittlung von Geruchseindrücken angewendet zu werden, es sei denn, daß sie überwiegend dazu bestimmt sind, Krankheiten, Leiden, Körperschäden oder krankhafte Beschwerden zu lindern oder zu beseitigen.

(2) Den kosmetischen Mitteln stehen Stoffe oder Zubereitungen aus Stoffen zur Reinigung oder Pflege von Zahnersatz gleich.

(3) Als kosmetische Mittel gelten nicht Stoffe oder Zubereitungen aus Stoffen, die zur Beeinflussung der Körperformen bestimmt sind.

§ 5
Bedarfsgegenstände

(1) Bedarfsgegenstände im Sinne dieses Gesetzes sind:
1. Gegenstände, die dazu bestimmt sind, bei dem Herstellen, Behandeln, Inverkehrbringen oder dem Verzehr von Lebensmitteln verwendet zu werden und dabei mit den Lebensmitteln in Berührung zu kommen oder auf diese einzuwirken;
2. Packungen, Behältnisse oder sonstige Umhüllungen, die dazu bestimmt sind, mit kosmetischen Mitteln oder mit Tabakerzeugnissen in Berührung zu kommen;
3. Gegenstände, die dazu bestimmt sind, mit den Schleimhäuten des Mundes in Berührung zu kommen, ausgenommen ärztliche oder zahnärztliche Instrumente;
4. Gegenstände, die zur Körperpflege bestimmt sind, es sei denn, daß sie überwiegend dazu bestimmt sind, Krankheiten, Leiden, Körperschäden oder krankhafte Beschwerden zu lindern oder zu beseitigen;
5. Spielwaren und Scherzartikel;
6. Gegenstände, die dazu bestimmt sind, nicht nur vorübergehend mit dem menschlichen Körper in Berührung zu kommen, wie Bekleidungsgegenstände, Bettwäsche, Masken, Perücken, Haarteile, künstliche Wimpern, Armbänder, Brillengestelle;
7. a) Reinigungs- und Pflegemittel,
   b) Imprägnierungsmittel und sonstige Ausrüstungsmittel für Bedarfsgegenstände im Sinne der Nummer 6,
   die für den häuslichen Bedarf bestimmt sind;
8. Reinigungs- und Pflegemittel für Bedarfsgegenstände im Sinne der Nummer 1 sowie Mittel zur Bekämpfung von Mikroorganismen bei solchen Bedarfsgegenständen;
9. Mittel und Gegenstände zur Geruchsverbesserung oder zur Insektenvertilgung in Räumen, die zum Aufenthalt von Menschen bestimmt sind, ausgenommen Mittel, die ausschließlich als Pflanzenschutzmittel im Sinne des Pflanzenschutzgesetzes in den Verkehr gebracht werden.

(2) Bedarfsgegenstände im Sinne dieses Gesetzes sind nicht Gegenstände, die nach § 1 Abs. 2 des Arzneimittelgesetzes als Arzneimittel gelten.

(3) ...

§ 6
Verbraucher

(1) Verbraucher im Sinne dieses Gesetzes ist derjenige, an den Lebensmittel, Tabakerzeugnisse, kosmetische Mittel oder Bedarfsgegenstände zur persönlichen Verwendung oder zur Verwendung im eigenen Haushalt abgegeben werden.

(2) Dem Verbraucher stehen gleich Gaststätten, Einrichtungen zur Gemeinschaftsverpflegung sowie Gewerbetreibende, soweit sie in Absatz 1 genannte Erzeugnisse zum Verbrauch innerhalb ihrer Betriebsstätte beziehen.

§ 7
Sonstige Begriffsbestimmungen

(1) Im Sinne dieses Gesetzes ist:

Herstellen:	das Gewinnen, Herstellen, Zubereiten, Be- und Verarbeiten;
Inverkehrbringen:	das Anbieten, Vorrätighalten zum Verkauf oder zu sonstiger Abgabe, Feilhalten und jedes Abgeben an andere;
Behandeln:	das Wiegen, Messen, Um- und Abfüllen, Stempeln, Bedrucken, Verpacken, Kühlen, Lagern, Aufbewahren, Befördern sowie jede sonstige Tätigkeit, die nicht als Herstellen, Inverkehrbringen oder Verzehren anzusehen ist;
Verzehren:	das Essen, Kauen, Trinken sowie jede sonstige Zufuhr von Stoffen in den Magen.

(2) Dem gewerbsmäßigen Herstellen, Behandeln und Inverkehrbringen im Sinne dieses Gesetzes stehen das Herstellen, das Behandeln und die Abgabe in Genossenschaften oder sonstigen Personenvereinigungen für deren Mitglieder sowie in Einrichtungen zur Gemeinschaftsverpflegung gleich.

Zweiter Abschnitt

Verkehr mit Lebensmitteln

§ 8
Verbote zum Schutz der Gesundheit

Es ist verboten,

1. Lebensmittel für andere derart herzustellen oder zu behandeln, daß ihr Verzehr geeignet ist, die Gesundheit zu schädigen;
2. Stoffe, deren Verzehr geeignet ist, die Gesundheit zu schädigen, als Lebensmittel in den Verkehr zu bringen.

§ 9
Ermächtigungen zum Schutz der Gesundheit
...

§ 10
Ermächtigungen für Hygienevorschriften
...

§ 11
Zusatzstoffverbote

(1) Es ist verboten

1. bei dem gewerbsmäßigen Herstellen oder Behandeln von Lebensmitteln, die dazu bestimmt sind, in den Verkehr gebracht zu werden,
    a) nicht zugelassene Zusatzstoffe unvermischt oder in Vermischungen mit anderen Stoffen zu verwenden;
    b) Ionenaustauscher zu benutzen, soweit dadurch nicht zugelassene Zusatzstoffe in die Lebensmittel gelangen;

c) Verfahren zu dem Zweck anzuwenden, nicht zugelassene Zusatzstoffe in den Lebensmitteln zu erzeugen;
2. Lebensmittel gewerbsmäßig in den Verkehr zu bringen, die entgegen dem Verbot der Nummer 1 hergestellt oder behandelt sind oder einer nach § 12 Abs. 1 oder Abs. 2 Nr. 1 oder 4 erlassenen Rechtsverordnung nicht entsprechen;
3. Zusatzstoffe oder Ionenaustauscher, die bei dem gewerbsmäßigen Herstellen oder Behandeln von Lebensmitteln nicht verwendet werden dürfen, für eine solche Verwendung oder zur Verwendung bei dem Herstellen oder Behandeln von Lebensmitteln durch den Verbraucher gewerbsmäßig in den Verkehr zu bringen.

(2) Absatz 1 Nr. 1 findet keine Anwendung auf
1. Zusatzstoffe, die aus dem Lebensmittel vollständig oder soweit entfernt werden, daß sie oder ihre Umwandlungsprodukte in dem zur Abgabe an den Verbraucher im Sinne des § 6 Abs. 1 bestimmten Erzeugnis nur als technisch unvermeidbare und technologisch unwirksame Reste in gesundheitlich, geruchlich und geschmacklich unbedenklichen Anteilen enthalten sind;
2. destilliertes oder demineralisiertes Wasser; Luft, Stickstoff und Kohlendioxid, soweit diese nicht als Treibgase im Sinne von § 2 Abs. 2 Nr. 3 verwendet werden, sowie Wasserstoff, soweit er zur Fetthärtung oder zur Herstellung von Zuckeralkoholen verwendet wird.

Satz 1 Nr. 1 gilt nicht für Zusatzstoffe, deren Entfernen im Sinne dieser Vorschrift durch Vermischen erfolgt, sowie für Zusatzstoffe, die durch chemische Umsetzungen bleichend wirken.

(3) Absatz 1 Nr. 1 Buchstabe a findet keine Anwendung auf Enzyme und Mikroorganismenkulturen. Absatz 1 Nr. 1 Buchstabe c findet keine Anwendung auf Stoffe, die bei einer allgemein üblichen küchenmäßigen Zubereitung von Lebensmitteln entstehen, sowie auf Aminosäuren.

§ 12
Ermächtigungen für Zusatzstoffe
...

§ 13
Bestrahlungsverbot und Zulassungsermächtigung

(1) Es ist verboten,
1. bei Lebensmitteln gewerbsmäßig eine nicht zugelassene Bestrahlung mit ultravioletten oder ionisierenden Strahlen anzuwenden;
2. Lebensmittel gewerbsmäßig in den Verkehr zu bringen, die entgegen dem Verbot der Nummer 1 oder einer nach Absatz 2 erlassenen Rechtsverordnung bestrahlt sind.

(2) ...

§ 14
Pflanzenschutz- oder sonstige Mittel

(1) Es ist verboten, Lebensmittel gewerbsmäßig in den Verkehr zu bringen,
1. wenn in oder auf ihnen Pflanzenbehandlungsmittel im Sinne des Pflanzenschutzgesetzes, Düngemittel im Sinne des Düngemittelgesetzes, andere Pflanzen- oder Bodenbehandlungsmittel, Vorratsschutzmittel oder Schädlingsbekämpfungsmittel (Pflanzenschutz- oder sonstige Mittel) oder deren Abbau- oder Reaktionsprodukte vorhanden sind, die nach Absatz 2 Nr. 1 Buchstabe a festgesetzte Höchstmengen überschreiten;
2. wenn in oder auf ihnen Pflanzenschutzmittel im Sinne des Pflanzenschutzgesetzes vorhanden sind, die nicht zugelassen sind oder die bei den Lebensmitteln oder deren Ausgangsstoffen nicht angewendet werden dürfen; dies gilt nicht, soweit für diese Mittel Höchstmengen nach Absatz 2 Nr. 1 Buchstabe a festgesetzt sind.

(2) ...

§ 15
Stoffe mit pharmakologischer Wirkung

(1) Es ist verboten, vom Tier gewonnene Lebensmittel gewerbsmäßig in den Verkehr zu bringen,

wenn in oder auf ihnen Stoffe mit pharmakologischer Wirkung oder deren Umwandlungsprodukte vorhanden sind, die nach Absatz 3 Nr. 1 Buchstabe a festgesetzte Höchstmengen überschreiten.

(2) Sind Stoffe mit pharmakologischer Wirkung, die als Arzneimittel registriert oder als Zusatzstoffe zu Futtermitteln zugelassen sind, dem lebenden Tier zugeführt worden, so dürfen von dem Tier gewonnene Lebensmittel gewerbsmäßig nur in den Verkehr gebracht werden, wenn die bei der Registrierung oder Zulassung festgesetzten Wartezeiten beachtet worden sind. Sind Stoffe mit pharmakologischer Wirkung zugeführt worden, für deren Anwendung als Arzneimittel Wartezeiten noch nicht festgesetzt sind und deren Zufuhr auch nicht entsprechend futtermittelrechtlichen Vorschriften erfolgt, so dürfen Lebensmittel, die früher als fünf Tage nach der Zufuhr dieser Stoffe gewonnen worden sind, gewerbsmäßig nicht in den Verkehr gebracht werden; dies gilt nicht, soweit diese Stoffe oder ihre Umwandlungsprodukte in oder auf Lebensmitteln nicht vorhanden sind oder soweit für sie nach Absatz 3 Nr. 1 Buchstabe a Höchstmengen festgesetzt oder nach Absatz 3 Nr. 1 Buchstabe b andere Wartezeiten vorgeschrieben sind.

§ 16
Kenntlichmachung

(1) Der Gehalt der Lebensmittel an den in Rechtsverordnungen nach § 12 Abs. 1 Nr. 1 zugelassenen Zusatzstoffen und die Anwendung der in Rechtsverordnungen nach § 13 Abs. 2 Nr. 1 zugelassenen Bestrahlung sind kenntlich zu machen. Der Bundesminister wird ermächtigt, in diesen Rechtsverordnungen die Art der Kenntlichmachung zu regeln sowie Ausnahmen von der Verpflichtung zur Kenntlichmachung zuzulassen, soweit es mit dem Schutz des Verbrauchers vereinbar ist.

(2) ...

§ 17
Verbote zum Schutz vor Täuschung

(1) Es ist verboten,
1. zum Verzehr nicht geeignete Lebensmittel oder Lebensmittel, die entgegen den Vorschriften des § 31 hergestellt oder behandelt worden sind, als Lebensmittel gewerbsmäßig in den Verkehr zu bringen;
2. a) nachgemachte Lebensmittel,
   b) Lebensmittel, die hinsichtlich ihrer Beschaffenheit von der Verkehrsauffassung abweichen und dadurch in ihrem Wert, insbesondere in ihrem Nähr- oder Genußwert oder in ihrer Brauchbarkeit nicht unerheblich gemindert sind oder
   c) Lebensmittel, die geeignet sind, den Anschein einer besseren als der tatsächlichen Beschaffenheit zu erwecken,
   ohne ausreichende Kenntlichmachung gewerbsmäßig in den Verkehr zu bringen;
3. zugelassene Zusatzstoffe oder zugelassene Bestrahlungen auch bei Kenntlichmachung so anzuwenden, daß sie geeignet sind, den Verbraucher über den geminderten Wert oder die geminderte Brauchbarkeit eines Lebensmittels zu täuschen;
4. im Verkehr mit Lebensmitteln, die zugelassene Zusatzstoffe oder Rückstände von Stoffen im Sinne der §§ 14 und 15 enthalten oder die einem zulässigen Bestrahlungsverfahren unterzogen worden sind, oder in der Werbung allgemein oder im Einzelfall für solche Lebensmittel Bezeichnungen oder sonstige Angaben zu verwenden, die darauf hindeuten, daß die Lebensmittel natürlich, naturrein oder frei von Rückständen oder Schadstoffen seien;
5. Lebensmittel unter irreführender Bezeichnung, Angabe oder Aufmachung gewerbsmäßig in den Verkehr zu beingen oder für Lebensmittel allgemein oder im Einzelfall mit irreführenden Darstellungen oder sonstigen Aussagen zu werben. Eine Irreführung liegt insbesondere dann vor,
   a) wenn Lebensmitteln Wirkungen beigelegt werden, die ihnen nach den Erkenntnissen der Wissenschaft nicht zukommen oder die wissenschaftlich nicht hinreichend gesichert sind,
   b) wenn zur Täuschung geeignete Bezeichnungen, Angaben, Aufmachungen, Darstellungen oder sonstige Aussagen über die Herkunft der Lebensmittel, ihre Menge, ihr Gewicht,

über den Zeitpunkt der Herstellung oder Abpackung, über ihre Haltbarkeit oder über sonstige Umstände, die für ihre Bewertung mitbestimmend sind, verwendet werden,
c) wenn Lebensmitteln der Anschein eines Arzneimittels gegeben wird.

(2) ...

§ 18
Verbot der gesundheitsbezogenen Werbung

(1) Unbeschadet der Vorschrift des § 17 Abs. 1 Nr. 5 ist es verboten, im Verkehr mit Lebensmitteln oder in der Werbung für Lebensmittel allgemein oder im Einzelfall
1. Aussagen, die sich auf die Beseitigung, Linderung oder Verhütung von Krankheiten beziehen,
2. Hinweise auf ärztliche Empfehlungen oder ärztliche Gutachten,
3. Krankengeschichten oder Hinweise auf solche,
4. Äußerungen Dritter, insbesondere Dank-, Anerkennungs- oder Empfehlungsschreiben, soweit sie sich auf die Beseitigung oder Linderung von Krankheiten beziehen, sowie Hinweise auf solche Äußerungen,
5. bildliche Darstellungen von Personen in der Berufskleidung oder bei der Ausübung der Tätigkeit von Angehörigen der Heilberufe, des Heilgewerbes oder des Arzneimittelhandels,
6. Aussagen, die geeignet sind, Angstgefühle hervorzurufen oder auszunutzen,
7. Schriften oder schriftliche Angaben, die dazu anleiten, Krankheiten mit Lebensmitteln zu behandeln,
zu verwenden.
(2) Die Verbote des Absatzes 1 gelten nicht für die Werbung gegenüber Angehörigen der Heilberufe, des Heilgewerbes oder der Heilhilfsberufe. Die Verbote des Absatzes 1 Nr. 1 und 7 gelten nicht für diätetische Lebensmittel, soweit nicht der Bundesminister durch Rechtsverordnung mit Zustimmung des Bundesrates etwas anderes bestimmt.

§ 19
Ermächtigungen zum Schutz vor Täuschung

...

Dritter Abschnitt

Verkehr mit Tabakerzeugnissen

§ 20
Verwendungsverbot und Zulassungsermächtigung

(1) Es ist verboten,
1. bei dem gewerbsmäßigen Herstellen von Tabakerzeugnissen, die dazu bestimmt sind, in den Verkehr gebracht zu werden, Stoffe zu verwenden, die nicht zugelassen sind;
2. Tabakerzeugnisse gewerbsmäßig in den Verkehr zu bringen, die entgegen dem Verbot der Nummer 1 hergestellt sind oder einer nach Absatz 3 Nr. 1 oder Nr. 2 Buchstabe a erlassenen Rechtsverordnung nicht entsprechen;
3. Stoffe, die bei dem gewerbsmäßigen Herstellen von Tabakerzeugnissen nicht verwendet werden dürfen, für eine solche Verwendung oder zur Verwendung bei dem Herstellen von Tabakerzeugnissen durch den Verbraucher gewerbsmäßig in den Verkehr zu bringen.
(2) Absatz 1 findet keine Anwendung auf Rohtabak, auf Stoffe, die dem Rohtabak von Natur aus eigen sind, auf Geruchs- und Geschmacksstoffe, die natürlicher Herkunft oder den natürlichen chemisch gleich sind, sowie auf Stoffe der in § 11 Abs. 2 genannten Art.
(3) ...

§ 21
Ermächtigungen

...

§ 22
Werbeverbote

(1) Es ist verboten, für Zigaretten, zigarettenähnliche Tabakerzeugnisse und Tabakerzeugnisse, die zur Herstellung von Zigaretten durch den Verbraucher bestimmt sind, im Rundfunk oder im Fernsehen zu werben.

(2) Es ist verboten, im Verkehr mit Tabakerzeugnissen oder in der Werbung für Tabakerzeugnisse allgemein oder im Einzelfall

1. Bezeichnungen, Angaben, Aufmachungen, Darstellungen oder sonstige Aussagen zu verwenden,
   a) durch die der Eindruck erweckt wird, daß der Genuß oder die bestimmungsgemäße Verwendung von Tabakerzeugnissen gesundheitlich unbedenklich oder geeignet ist, die Funktion des Körpers, die Leistungsfähigkeit oder das Wohlbefinden günstig zu beeinflussen,
   b) die ihrer Art nach besonders dazu geeignet sind, Jugendliche oder Heranwachsende zum Rauchen zu veranlassen,
   c) die das Inhalieren des Tabakrauchs als nachahmenswert erscheinen lassen;
2. Bezeichnungen oder sonstige Angaben zu verwenden, die darauf hindeuten, daß die Tabakerzeugnisse natürlich oder naturrein seien.

Der Bundesminister wird ermächtigt, durch Rechtsverordnung mit Zustimmung des Bundesrates Ausnahmen von dem Verbot der Nummer 2 zuzulassen, soweit es mit dem Schutz des Verbrauchers vereinbar ist.

(3) ...

§ 23
Anwendung von Vorschriften

Die §§ 13, 14 und 17 Abs. 1 Nr. 1, 2 und 5 gelten für Tabakerzeugnisse entsprechend.

Vierter Abschnitt

Verkehr mit kosmetischen Mitteln

§ 24
Verbote zum Schutz der Gesundheit

Es ist verboten,

1. kosmetische Mittel für andere derart herzustellen oder zu behandeln, daß sie bei bestimmungsgemäßem oder vorauszusehendem Gebrauch geeignet sind, die Gesundheit zu schädigen;
2. Stoffe, die bei bestimmungsgemäßem oder vorauszusehendem Gebrauch geeignet sind, die Gesundheit zu schädigen, als kosmetische Mittel in den Verkehr zu bringen.

§ 25
Verwendungsverbot und Zulassungsermächtigung

(1) Es ist verboten,

1. bei dem gewerbsmäßigen Herstellen oder Behandeln von kosmetischen Mitteln, die dazu bestimmt sind, in den Verkehr gebracht zu werden, ohne Zulassung Stoffe zu verwenden, soweit sie der Verschreibungspflicht nach den §§ 35 und 35a des Arzneimittelgesetzes unterliegen;
2. kosmetische Mittel gewerbsmäßig in den Verkehr zu bringen, die entgegen dem Verbot der Nummer 1 hergestellt oder behandelt sind oder einer nach Absatz 2 erlassenen Rechtsverordnung nicht entsprechen.

(2) ...
(3) ...

§ 26
Ermächtigungen zum Schutz der Gesundheit

...

§ 27
Verbote zum Schutz vor Täuschung

(1) Es ist verboten, kosmetische Mittel unter irreführender Bezeichnung, Angabe oder Aufmachung gewerbsmäßig in den Verkehr zu bringen oder für kosmetische Mittel allgemein oder im Einzelfall mit irreführenden Darstellungen oder sonstigen Aussagen zu werben. Eine Irreführung liegt insbesondere dann vor,
1. wenn kosmetischen Mitteln Wirkungen beigelegt werden, die ihnen nach den Erkenntnissen der Wissenschaft nicht zukommen oder die wissenschaftlich nicht hinreichend gesichert sind;
2. wenn durch die Bezeichnung, Angabe, Aufmachung, Darstellung oder sonstige Aussage fälschlich der Eindruck erweckt wird, daß ein Erfolg mit Sicherheit erwartet werden kann;
3. wenn zur Täuschung geeignete Bezeichnungen, Angaben, Aufmachungen, Darstellungen oder sonstige Aussagen
   a) über die Person, Vorbildung, Befähigung oder über die Erfolge des Herstellers, Erfinders oder der für sie tätigen Personen,
   b) über die Herkunft der kosmetischen Mittel, ihre Menge, ihr Gewicht, über den Zeitpunkt der Herstellung oder Abpackung, über ihre Haltbarkeit oder über sonstige Umstände, die für die Bewertung mitbestimmend sind,
   verwendet werden.
(2) Die Vorschriften des Gesetzes über die Werbung auf dem Gebiete des Heilwesens bleiben unberührt.

§ 28
Kennzeichnung von kosmetischen Mitteln

Auf den Packungen oder Behältnissen, in denen kosmetische Mittel in den Verkehr gebracht werden, muß an einer in die Augen fallenden Stelle in deutscher Sprache und in deutlich sichtbarer, leicht lesbarer Schrift der Name oder die Firma und der Ort der gewerblichen Hauptniederlassung dessen, der das kosmetische Mittel hergestellt hat, angegeben sein. Bringt ein anderer als der Hersteller das kosmetische Mittel in der Packung oder dem Behältnis unter seinem Namen oder seiner Firma in den Verkehr, so ist anstatt des Herstellers dieser andere anzugeben.

§ 29
Ermächtigungen zum Schutz vor Täuschung

. . .

Fünfter Abschnitt
Verkehr mit sonstigen Bedarfsgegenständen

§ 30
Verbote zum Schutz der Gesundheit

Es ist verboten,
1. Bedarfsgegenstände derart herzustellen oder zu behandeln, daß sie bei bestimmungsgemäßem oder vorauszusehendem Gebrauch geeignet sind, die Gesundheit durch ihre stoffliche Zusammensetzung, insbesondere durch toxikologisch wirksame Stoffe oder durch Verunreinigungen, zu schädigen;
2. Gegenstände oder Mittel, die bei bestimmungsgemäßem oder vorauszusehendem Gebrauch geeignet sind, die Gesundheit durch ihre stoffliche Zusammensetzung, insbesondere durch toxikologisch wirksame Stoffe oder durch Verunreinigungen, zu schädigen, als Bedarfsgegenstände in den Verkehr zu bringen;
3. Bedarfsgegenstände im Sinne des § 5 Abs. 1 Nr. 1 bei dem gewerbsmäßigen Herstellen oder Behandeln von Lebensmitteln so zu verwenden, daß sie geeignet sind, beim Verzehr der Lebensmittel die Gesundheit zu schädigen;

4. Reinigungs- und Pflegemittel sowie Spielwaren derart in den Verkehr zu bringen, daß sie mit Lebensmitteln verwechselt werden können.

§ 31
Übergang von Stoffen auf Lebensmittel

(1) Es ist verboten, Gegenstände als Bedarfsgegenstände im Sinne des § 5 Abs. 1 Nr. 1 gewerbsmäßig so zu verwenden oder für solche Verwendungszwecke in den Verkehr zu bringen, daß von ihnen Stoffe auf Lebensmittel oder deren Oberfläche übergehen, ausgenommen gesundheitlich, geruchlich und geschmacklich unbedenkliche Anteile, die technisch unvermeidbar sind.
(2) ...

§ 22
Ermächtigungen zum Schutz der Gesundheit

...

Sechster Abschnitt

Allgemeine Bestimmungen

§ 33
Deutsches Lebensmittelbuch

(1) Das Deutsche Lebensmittelbuch ist eine Sammlung von Leitsätzen, in denen Herstellung, Beschaffenheit oder sonstige Merkmale von Lebensmitteln, die für die Verkehrsfähigkeit der Lebensmittel von Bedeutung sind, beschrieben werden.
(2) Die Leitsätze werden von der Deutschen Lebensmittelbuch-Kommission unter Berücksichtigung der von der Bundesregierung anerkannten internationalen Lebensmittelstandards beschlossen.
(3) Die Leitsätze werden vom Bundesminister im Einvernehmen mit den Bundesministern der Justiz, für Ernährung, Landwirtschaft und Forsten und für Wirtschaft veröffentlicht. Die Veröffentlichung von Leitsätzen kann aus rechtlichen oder fachlichen Gründen abgelehnt oder rückgängig gemacht werden.

§ 34
Deutsche Lebensmittelbuch-Kommission

(1) Die Deutsche Lebensmittelbuch-Kommission wird beim Bundesminister gebildet.
(2) Der Bundesminister beruft im Einvernehmen mit den Bundesministern für Ernährung, Landwirtschaft und Forsten und für Wirtschaft die Mitglieder der Kommission aus den Kreisen der Wissenschaft, der Lebensmittelüberwachung, der Verbraucherschaft und der Lebensmittelwirtschaft in zahlenmäßig gleichem Verhältnis. Der Bundesminister bestellt den Vorsitzenden der Kommission und seine Stellvertreter und erläßt nach Anhörung der Kommission eine Geschäftsordnung.
(3) Die Kommission soll über die Leitsätze grundsätzlich einstimmig beschließen. Beschlüsse, denen nicht mehr als drei Viertel der Mitglieder der Kommission zugestimmt haben, sind unwirksam. Das Nähere regelt die Geschäftsordnung.

§ 35
Amtliche Sammlung von Untersuchungsverfahren

Das Bundesgesundheitsamt veröffentlicht eine amtliche Sammlung von Verfahren zur Probenahme und Untersuchung von Lebensmitteln, Tabakerzeugnissen, kosmetischen Mitteln und Bedarfsgegenständen. Die Verfahren werden unter Mitwirkung von Sachkennern aus den Bereichen der Überwachung, der Wissenschaft und der beteiligten Wirtschaft festgelegt. Die Sammlung ist laufend auf dem neuesten Stand zu halten.

§ 36
Ausnahmeermächtigungen für Krisenzeiten
. . .

§ 37
Zulassung von Ausnahmen

(1) Von den Vorschriften dieses Gesetzes und der auf Grund dieses Gesetzes erlassenen Rechtsverordnungen können im Einzelfall auf Antrag Ausnahmen nach Maßgabe der Absätze 2 und 3 zugelassen werden. Satz 1 gilt nicht für die Verbote der §§ 8, 18, 22, 24, 30 sowie für die nach §§ 9 und 10 erlassenen Rechtsverordnungen.

(2) Ausnahmen dürfen nur zugelassen werden

1. für das Herstellen, Behandeln und Inverkehrbringen bestimmter Lebensmittel, Tabakerzeugnisse, kosmetischer Mittel oder Bedarfsgegenstände unter amtlicher Beobachtung, sofern Ergebnisse zu erwarten sind, die für eine Änderung oder Ergänzung der Vorschriften des Lebensmittelrechts von Bedeutung sein können; dabei sollen die schutzwürdigen Interessen des einzelnen sowie alle Faktoren, die die allgemeine Wettbewerbslage des betreffenden Industriezweiges beeinflussen können, angemessen berücksichtigt werden;
2. für das Herstellen, Behandeln und Inverkehrbringen bestimmter Lebensmittel als Sonderverpflegung für Angehörige
   a) der Bundeswehr und verbündeter Streitkräfte,
   b) des Bundesgrenzschutzes und der Polizei,
   c) des Katastrophenschutzes, des Warn- und Alarmdienstes und der sontigen Hilfs- und Notdienste
   einschließlich der hierfür erforderlichen Versuche sowie der Abgabe solcher Lebensmittel an andere, wenn dies zur ordnungsgemäßen Vorratshaltung erforderlich ist;
3. für das Herstellen, den Vertrieb und die Ausgabe bestimmter Lebensmittel als Notrationen für die Bevölkerung;
4. in sonstigen Fällen, in denen besondere Umstände, insbesondere der drohende Verderb von Lebensmitteln, dies zur Vermeidung unbilliger Härten geboten erscheinen lassen;
5. für das Zusetzen von Fluoriden zu Trinkwasser zur Vorbeugung gegen Karies.

(3) Ausnahmen dürfen nur zugelassen werden, wenn Tatsachen die Annahme rechtfertigen, daß eine Gefährdung der Gesundheit nicht zu erwarten ist. Ausnahmen dürfen nicht zugelassen werden

1. in den Fällen des Absatzes 2 Nr. 1 und 4 von den Rechtsvorschriften über ausreichende Kenntlichmachung;
2. in den Fällen des Absatzes 2 Nr. 4 von den Verboten der §§ 11, 13 bis 15.

(4) Zuständig für die Zulassung von Ausnahmen nach Absatz 2 Nr. 1 und Nr. 3 ist der Bundesminister im Einvernehmen mit den Bundesministern für Ernährung, Landwirtschaft und Forsten und für Wirtschaft, im Falle des Absatzes 2 Nr. 3 auch im Einvernehmen mit dem Bundesminister des Innern; in den Fällen des § 13 ist ferner das Einvernehmen mit dem Bundesminister für Forschung und Technologie herzustellen. In den Fällen des Absatzes 2 Nr. 2 ist hinsichtlich der Organisationen des Bundes und der verbündeten Streitkräfte der Bundesminister im Einvernehmen mit dem für diese fachlich zuständigen Bundesminister zuständig. In den übrigen Fällen des Absatzes 2 Nr. 2 sowie in den Fällen des Absatzes 2 Nr. 4 und 5 sind die von denLandesregierungen bestimmten Behörden zuständig.

(5) Die Zulassung einer Ausnahme nach Absatz 2 Nr. 1 bis 4 ist auf längstens 2 Jahre zu befristen. In den Fällen des Absatzes 2 Nr. 1 kann sie auf Antrag zweimal, in den Fällen des Absatzes 2 Nr. 2 und 3 wiederholt um jeweils längstens 2 Jahre verlängert werden, sofern die Voraussetzungen für die Zulassung fortdauern.

(6) Die Zulassung einer Ausnahme kann jederzeit aus wichtigem Grund widerrufen werden. Hierauf ist bei der Zulassung hinzuweisen.

(7) . . .

(8) . . .

§ 38
Rechtsverordnungen in Dringlichkeitsfällen
...

§ 39
Anhörung von Sachkennern

Vor Erlaß von Verordnungen nach diesem Gesetz soll ein jeweils auszuwählender Kreis von Sachkennern aus der Wissenschaft, der Verbraucherschaft und der beteiligten Wirtschaft gehört werden. Dies gilt nicht für Verordnungen nach den §§ 38, 44 und 48.

Siebenter Abschnitt
Überwachung

§ 40
Zuständigkeit für die Überwachung

(1) Die Zuständigkeit für die in diesem Gesetz bezeichneten Überwachungsmaßnahmen richtet sich nach Landesrecht. § 48 bleibt unberührt.

(2) Im Bereich der Bundeswehr obliegt der Vollzug dieses Gesetzes bei der Überwachung des Verkehrs mit Lebensmitteln, Tabakerzeugnissen, kosmetischen Mitteln und Bedarfsgegenständen, insbesondere in den Verpflegungseinrichtungen und Kantinen, den zuständigen Stellen und Sachverständigen der Bundeswehr.

(3) Die zuständigen Stellen der Bundeswehr und die für die Überwachung des Verkehrs mit Lebensmitteln, Tabakerzeugnissen, kosmetischen Mitteln und Bedarfsgegenständen zuständigen Behörden der Länder sind verpflichtet, sich beim Vollzug dieses Gesetzes gegenseitig Amtshilfe zu leisten.

Sie haben sich
1. die für den Vollzug des Gesetzes zuständigen Stellen und Sachverständigen mitzuteilen und
2. bei Zuwiderhandlungen und bei Verdacht auf Zuwiderhandlungen gegen Vorschriften des Lebensmittelrechts für den jeweiligen Zuständigkeitsbereich unverzüglich zu unterrichten und

bei der Ermittlungstätigkeit gegenseitig zu unterstützen.

(4) Die Absätze 2 und 3 gelten nicht im Land Berlin.

§ 41
Durchführung der Überwachung

(1) Die Beachtung der Vorschriften über den Verkehr mit Lebensmitteln, Tabakerzeugnissen, kosmetischen Mitteln und Bedarfsgegenständen ist durch die zuständigen Behörden zu überwachen. Sie haben sich durch regelmäßige Überprüfungen und Probennahmen davon zu überzeugen, daß die Vorschriften eingehalten werden.

(2) Die Überwachung ist durch fachlich ausgebildete Personen durchzuführen. Der Bundesminister wird ermächtigt, durch Rechtsverordnung mit Zustimmung des Bundesrates Vorschriften über die fachlichen Anforderungen zu erlassen, die an diese Personen zu stellen sind, soweit sie nicht wissenschaftlich ausgebildet sind.

(3) Soweit es zur Durchführung der Vorschriften über den Verkehr mit Lebensmitteln, Tabakerzeugnissen, kosmetischen Mitteln und Bedarfsgegenständen erforderlich ist, sind die mit der Überwachung beauftragten Personen, bei Gefahr im Verzug auch alle Beamten der Polizei befugt,

1. Grundstücke und Betriebsräume, in oder auf denen Lebensmittel, Tabakerzeugnisse, kosmetische Mittel oder Bedarfsgegenstände gewerbsmäßig hergestellt, behandelt oder in den Verkehr gebracht werden, sowie die dazugehörigen Geschäftsräume während der üblichen Betriebs- oder Geschäftszeit zu betreten;

2. zur Verhütung dringender Gefahren für die öffentliche Sicherheit und Ordnung
   a) die in Nummer 1 bezeichneten Grundstücke und Räume auch außerhalb der dort genannten Zeiten,
   b) Wohnräume der nach Nummer 4 zur Auskunft Verpflichteten
   zu betreten; das Grundrecht der Unverletzlichkeit der Wohnung (Artikel 13 des Grundgesetzes) wird insoweit eingeschränkt;
3. geschäftliche Aufzeichnungen, Frachtbriefe, Bücher und Unterlagen über die bei der Herstellung verwendeten Stoffe, mit Ausnahme von Herstellungsbeschreibungen, einzusehen und hieraus Abschriften oder Auszüge anzufertigen sowie Einrichtungen und Geräte zur Beförderung von Lebensmitteln zu besichtigen;
4. von natürlichen und juristischen Personen und nicht rechtsfähigen Personenvereinigungen alle erforderlichen Auskünfte, insbesondere solche über die Herstellung, die zur Verarbeitung gelangenden Stoffe und deren Herkunft zu verlangen.

(4) Der zur Auskunft Verpflichtete kann die Auskunft auf solche Fragen verweigern, deren Beantwortung ihn selbst oder einen der in § 383 Abs. 1 Nr. 1 bis 3 der Zivilprozeßordnung bezeichneten Angehörigen der Gefahr strafgerichtlicher Verfolgung oder eines Verfahrens nach dem Gesetz über Ordnungswidrigkeiten aussetzen würde.

(5) Die Zolldienststellen können den Verdacht von Verstößen gegen Verbote und Beschränkungen dieses Gesetzes oder der nach diesem Gesetz erlassenen Rechtsverordnungen, der sich bei der Durchführung des Gesetzes über das Branntweinmonopol ergibt, den zuständigen Verwaltungsbehörden mitteilen.

§ 42

Probenahme

(1) Soweit es zur Durchführung der Vorschriften über den Verkehr mit Lebensmitteln, Tabakerzeugnissen, kosmetischen Mitteln und Bedarfsgegenständen erforderlich ist, sind die mit der Überwachung beauftragten Personen und die Beamten der Polizei befugt, gegen Empfangsbescheinigung Proben nach ihrer Auswahl zum Zweck der Untersuchung zu fordern oder zu entnehmen. Soweit der Hersteller oder Einführer nicht ausdrücklich darauf verzichtet, ist ein Teil der Probe oder, sofern die Probe nicht oder ohne Gefährdung des Untersuchungszwecks nicht in Teile von gleicher Beschaffenheit teilbar ist, ein zweites Stück der gleichen Art und von demselben Hersteller wie das als Probe entnommene, zurückzulassen.

(2) Zurückzulassende Proben sind amtlich zu verschließen oder zu versiegeln. Sie sind mit dem Datum der Probenahme und dem Datum des Tages zu versehen, nach dessen Ablauf der Verschluß oder die Versiegelung als aufgehoben gelten.

(3) Für Proben, die nicht beim Hersteller oder Einführer entnommen werden, ist eine angemessene Entschädigung zu leisten.

(4) Die Befugnis zur Probenahme erstreckt sich auch auf Lebensmittel, Tabakerzeugnisse, kosmetische Mittel und Bedarfsgegenstände, die auf Märkten, Straßen oder öffentlichen Plätzen oder im Reisegewerbe in den Verkehr gebracht werden oder die vor Abgabe an den Verbraucher unterwegs sind.

§ 43

Duldungs- und Mitwirkungspflichten

Die Inhaber der in § 41 bezeichneten Grundstücke, Räume, Einrichtungen und Geräte und die von ihnen bestellten Vertreter sowie Personen, die Erzeugnisse nach Maßgabe des § 42 Abs. 4 in den Verkehr bringen, sind verpflichtet, die Maßnahmen nach den §§ 41 und 42 zu dulden und die in der Überwachung tätigen Personen bei der Erfüllung ihrer Aufgabe zu unterstützen, insbesondere ihnen auf Verlangen die Räume, Einrichtungen und Geräte zu bezeichnen, Räume und Behältnisse zu öffnen und die Entnahme der Proben zu ermöglichen.

§ 44

Ermächtigungen

...

§ 45
Erlaß von Verwaltungsvorschriften

Der Bundesminister erläßt mit Zustimmung des Bundesrates die zur Durchführung dieses Gesetzes erforderlichen allgemeinen Verwaltungsvorschriften.

§ 46
Landesrechtliche Bestimmungen

Die Länder können zur Durchführung der Überwachung weitere Vorschriften erlassen.

Achter Abschnitt

Ein- und Ausfuhr

§ 47
Verbringungsverbote

(1) Lebensmittel, Tabakerzeugnisse, kosmetische Mittel und Bedarfsgegenstände, die nicht den in der Bundesrepublik Deutschland geltenden lebensmittelrechtlichen Bestimmungen entsprechen, dürfen nicht in den Geltungsbereich dieses Gesetzes, ausgenommen in andere Zollfreigebiete als die Insel Helgoland, verbracht werden. Dieses Verbot steht der zollamtlichen Abfertigung nicht entgegen, soweit sich aus besonderen Rechtsvorschriften über die Einfuhrfähigkeit bestimmter Erzeugnisse der in Satz 1 genannten Art nichts anderes ergibt.

(2) Absatz 1 Satz 1 gilt unbeschadet der §§ 8, 24 und 30 nicht für

1. die Beförderung von Waren unter zollamtlicher Überwachung und die Lagerung von Waren in Zollniederlagen und Zollverschlußlagern,
2. die Zollgutveredelung und Zollgutumwandlung von Waren, solange sich die Waren unter zollamtlicher Überwachung befinden,
3. Waren, die für das Oberhaupt eines auswärtigen Staates oder seines Gefolges eingebracht werden und zum Gebrauch oder Verbrauch während seines Aufenthaltes im Geltungsbereich dieses Gesetzes bestimmt sind,
4. Waren, die für diplomatische oder konsularische Vertretungen bestimmt sind,
5. Waren, soweit sie für wissenschaftliche Zwecke, für Messen, Ausstellungen oder ähnliche Veranstaltungen bestimmt sind und der Bedarf von der zuständigen obersten Landesbehörde anerkannt ist,
6. Waren, die als Reisebedarf eingebracht werden, soweit es sich um Mengen handelt, für die Eingangsabgaben nicht zu erheben sind,
7. Waren, die in Verkehrsmitteln mitgeführt werden und ausschließlich zum Verbrauch der durch diese Verkehrsmittel beförderten Personen bestimmt sind,
8. Waren in privaten Geschenksendungen, soweit sie zum eigenen Gebrauch oder Verbrauch des Empfängers bestimmt sind, sowie Waren als Geschenke im öffentlichen Interesse,
9. Warenmuster und -proben in geringen Mengen,
10. Waren als Übersiedlungsgut oder Heiratsgut in Mengen, die üblicherweise als Vorrat gehalten werden,
11. Waren, die auf Seeschiffen zum Verbrauch auf hoher See bestimmt waren und an Bord des Schiffes verbraucht werden.

(3) Waren im Sinne des Absatzes 2 Nr. 2 unterliegen den Vorschriften nach § 50 Abs. 2 Satz 1. Für diese Waren können Regelungen nach § 49 getroffen werden.

§ 48
Mitwirkung von Zolldienststellen

(1) Der Bundesminister der Finanzen und die von ihm bestimmten Zolldienststellen wirken bei der Überwachung des Verbringens von Lebensmitteln, Tabakerzeugnisse, kosmetischen Mitteln

und Bedarfsgegenständen in den oder aus dem Geltungsbereich dieses Gesetzes oder der Durchfuhr mit. Für das Gebiet des Freihafens Hamburg kann der Bundesminister der Finanzen diese Aufgabe durch Vereinbarung mit dem Senat der Freien und Hansestadt Hamburg dem Freihafenamt übertragen. § 14 Abs. 2 des Finanzverwaltungsgesetzes in der Fassung des Finanzanpassungsgesetzes vom 30. August 1971 (Bundesgesetzbl. I S. 1426) gilt entsprechend. Die genannten Behörden können

1. Sendungen der in Satz 1 genannten Art sowie deren Beförderungsmittel, Behälter, Lade- und Verpackungsmittel bei dem Verbringen in den oder aus dem Geltungsbereich dieses Gesetzes oder der Durchfuhr zur Überwachung anhalten;
2. den Verdacht von Verstößen gegen Verbote und Beschränkungen dieses Gesetzes oder der nach diesem Gesetz erlassenen Rechtsverordnungen, der sich bei der Abfertigung ergibt, den zuständigen Verwaltungsbehörden mitteilen;
3. in den Fällen der Nummer 2 anordnen, daß die Sendungen der in Satz 1 genannten Art auf Kosten und Gefahr des Verfügungsberechtigten einer für die Lebensmittelüberwachung zuständigen Behörde vorgeführt werden.

(2) Der Bundesminister der Finanzen regelt im Einvernehmen mit dem Bundesminister durch Rechtsverordnung ohne Zustimmung des Bundesrates die Einzelheiten des Verfahren nach Absatz 1. Er kann dabei insbesondere Pflichten zu Anzeigen, Anmeldungen, Auskünften und zur Leistung von Hilfsdiensten sowie zur Duldung der Einsichtnahme in Geschäftspapiere und sonstige Unterlagen und zur Duldung von Besichtigungen und von Entnahmen unentgeltlicher Proben vorsehen.

§ 49
Ermächtigungen
. . .

§ 50
Ausfuhr

(1) Die Vorschriften dieses Gesetzes und der nach diesem Gesetz erlassenen Rechtsverordnungen finden mit Ausnahme der §§ 8, 24 und 30 auf Lebensmittel, Tabakerzeugnisse, kosmetische Mittel und Bedarfsgegenstände, die zur Lieferung in Gebiete außerhalb des Geltungsbereichs dieses Gesetzes oder für die Ausrüstung von Seeschiffen bestimmt sind, keine Anwendung; werden in den Geltungsbereich dieses Gesetzes verbrachte Lebensmittel, kosmetische Mittel oder Bedarfsgegenstände auf Grund der §§ 8, 24 oder 30 beanstandet, so können sie zur Rückgabe an den Lieferanten aus dem Geltungsbereich dieses Gesetzes verbracht werden, ohne daß die §§ 8, 24 und 30 Anwendung finden. Unberührt bleiben zwischenstaatliche Vereinbarungen, denen die gesetzgebenden Körperschaften in der Form eines Bundesgesetzes zugestimmt haben, sowie Rechtsvorschriften der Organe zwischenstaatlicher Einrichtungen, denen die Bundesrepublik Deutschland Hoheitsrechte übertragen hat.

(2) Lebensmittel, Tabakerzeugnisse, kosmetische Mittel und Bedarfsgegenstände, auf die die in der Bundesrepublik geltenden lebensmittelrechtlichen Vorschriften nach Maßgabe des Absatzes 1 keine Anwendung finden, müssen von Erzeugnissen, die für das Inverkehrbringen im Geltungsbereich dieses Gesetzes bestimmt sind, getrennt gehalten und kenntlich gemacht werden, sofern sie nicht den in der Bundesrepublik geltenden lebensmittelrechtlichen Vorschriften entsprechen. Sie müssen von dem Hersteller unverzüglich der von der Landesregierung bestimmten Behörde gemeldet werden. Ist der Hersteller nicht zugleich derjenige, der die Erzeugnisse aus dem Geltungsbereich dieses Gesetzes verbringt, so ist die Meldung außerdem auch von diesem zu erstatten. Aus der Meldung muß sich die Art und Menge der Erzeugnisse sowie die Art der Abweichungen von den in der Bundesrepublik geltenden lebensmittelrechtlichen Bestimmungen ergeben. Die Landesregierungen oder die von ihnen bestimmten Behörden unterrichten den Bundesminister unverzüglich über die eingegangenen Meldungen.

(3) . . .

Neunter Abschnitt
Straftaten und Ordnungswidrigkeiten

§ 51
Straftaten
...

§ 52
Straftaten
...

§ 53
Ordnungswidrigkeiten
...

§ 54
Ordnungswidrigkeiten
...

§ 55
Einziehung
...

Anhang 2

Gesetz zur Neuordnung und Bereinigung des Rechts im Verkehr mit Lebensmitteln, Tabakerzeugnissen, kosmetischen Mitteln und sonstigen Bedarfsgegenständen
(Gesetz zur Gesamtreform des Lebensmittelrechts)
Vom 15. August 1974
(BGBl. I S. 1945)
– Auszug –

Artikel 1
(enthält das Lebensmittel- und Bedarfsgegenständegesetz; s. Anhang 1)

Artikel 2
(1) Soweit auf Grund des Lebensmittelgesetzes in der vor Inkrafttreten der entsprechenden Vorschriften dieses Gesetzes geltenden Fassung Stoffe oder Verfahren zugelassen sind, oder soweit derartige Zulassungen nach Artikel 6 des Gesetzes zur Änderung und Ergänzung des Lebensmittelgesetzes vom 21. Dezember 1958 (Bundesgesetzbl. I S. 950) noch fortbestehen, gelten sie bis auf weiteres als zugelassene Zusatzstoffe oder zugelassene Verfahren.

(2) Wird in Rechtsvorschriften auf Vorschriften verwiesen, die durch dieses Gesetz aufgehoben oder geändert werden, so treten an deren Stelle die entsprechenden Vorschriften dieses Gesetzes. Satz 1 gilt entsprechend, soweit Vorschriften, die durch dieses Gesetz aufgehoben oder geändert werden, ohne ausdrückliche Verweisung anwendbar sind.

(3) Der Bundesminister wird ermächtigt, im Einvernehmen mit dem Bundesminister der Justiz durch Rechtsverordnung, soweit es sich um Verweisungen auf die §§ 11 und 12 des Lebensmittelgesetzes in der vor Inkrafttreten dieses Gesetzes geltenden Fassung handelt, in den Fällen des Absatzes 2 Satz 1 die Verweisungen durch Verweisungen auf die entsprechenden Straf- und Bußgeldvorschriften dieses Gesetzes zu ersetzen und in den Fällen des Absatzes 2 Satz 2 in die betreffenden Rechtsvorschriften entsprechende Verweisungen einzufügen.

Artikel 3
(1) Am 31. Dezember 1974 treten außer Kraft:
1. das Lebensmittelgesetz in der Fassung der Bekanntmachung vom 17. Januar 1936 (Reichsgesetzbl. I S. 18), zuletzt geändert durch Artikel 59 des Einführungsgesetzes zum Strafgesetzbuch vom 2. März 1974 (Bundesgesetzbl. I S. 469), mit Ausnahme der §§ 1, 4a, 4b Nr. 1 bis 3, des § 4e Nr. 1 und 4 sowie des § 5a Abs. 1 Nr. 1 bis 4, Abs. 2 und Abs. 3;
2. das Gesetz zur Änderung und Ergänzung des Lebensmittelgesetzes vom 21. Dezember 1958 (Bundesgesetzbl. I S. 950).

(2) Die nach Absatz 1 Nr. 1 weiter geltenden Vorschriften des Lebensmittelgesetzes stehen für die Anwendung des Artikels 1 §§ 36 bis 43, 47 bis 50 und 54 Abs. 1 Nr. 4 und 5, Abs. 2 Nr. 2 bis 4 und Abs. 3 den entsprechenden Vorschriften dieses Gesetzes gleich.

(3) Mit Freiheitsstrafe bis zu einem Jahr der mit Geldstrafe wird bestraft, wer einem Verbot der §§ 4a, 4b Nr. 1 bis 3 oder § 4e Nr. 1 oder 4 des Lebensmittelgesetzes zuwiderhandelt. Ebenso wird bestraft, wer einer Rechtsverordnung nach § 5a Abs. 1 Nr. 1 bis 4, Abs. 2 und Abs. 3 des Lebensmittelgesetzes zuwiderhandelt, soweit sie für einen bestimmten Tatbestand auf diese Strafvorschrift verweist.

(4) Ordnungswidrig handelt, wer eine der in Absatz 3 bezeichneten Handlungen fahrlässig begeht. Die Ordnungswidrigkeit kann mit einer Geldbuße bis zu fünfzigtausend Deutsche Mark geahndet werden.

(5) Gegenstände, auf die sich eine Straftat nach Absatz 3 oder eine Ordnungswidrigkeit nach Absatz 4 bezieht, können eingezogen werden. § 74a des Strafgesetzbuches und § 23 des Gesetzes über Ordnungswidrigkeiten sind anzuwenden.

(6) Die nach Absatz 1 Nr. 1 weiter geltenden Vorschriften des Lebensmittelgesetzes sowie die Absätze 2 bis 5 treten vorbehaltlich des Artikels 4 Abs. 1 Nr. 1 am 31. Dezember 1977 außer Kraft.

Artikel 12

Inkrafttreten

(1) Dieses Gesetz tritt vorbehaltlich des Absatzes 2 am 1. Januar 1975 in Kraft.

(2) Artikel 1 §§ 11, 14 Abs. 1 Nr. 2, § 16 Abs. 1 Satz 1 hinsichtlich der Kenntlichmachung des Gehalts an Zusatzstoffen, § 20 Abs. 1, § 23, soweit er auf § 14 Abs. 1 Nr. 2 verweist, § 25 Abs. 1 sowie die sich auf diese Vorschriften beziehenden Straf- und Bußgeldvorschriften treten erst am 1. Januar 1978 in Kraft.

(3) Lebensmittel, Tabakerzeugnisse, kosmetische Mittel und Bedarfsgegenstände, die bis zum 31. Dezember 1974 hergestellt oder eingeführt worden sind, dürfen vom Hersteller oder Einführer noch bis zum 31. Dezember 1975, im übrigen noch bis zum 31. Dezember 1976 in den Verkehr gebracht werden, wenn sie den bisher geltenden Vorschriften entsprechen.

Anhang 3

Lebensmittelgesetz

Vom 5. 7. 1927 (RGBl. I S. 134)
i. d. F. vom 2. 3. 1974 (BGBl. I S. 469)

Vorbemerkung: Abgedruckt werden – mit Ausnahme von § 5a Abs. 1, der Ermächtigungen enthält – die Vorschriften, die nach Art. 3 Abs. 1 des Reformgesetzes (s. Anhang 2) bis zum 31. 12. 1977 in Kraft bleiben.

§ 1*

(1) Lebensmittel im Sinne dieses Gesetzes sind alle Stoffe, die dazu bestimmt sind, in unverändertem oder zubereitetem oder verarbeitetem Zustand von Menschen gegessen, gekaut oder getrunken zu werden, soweit sie nicht überwiegend zur Beseitigung, Linderung oder Verhütung von Krankheiten bestimmt sind.

(2) Den Lebensmitteln stehen gleich: Tabak, tabakhaltige und tabakähnliche Erzeugnisse, die zum Rauchen, Kauen oder Schnupfen bestimmt sind.

§ 4a

(1) Lebensmitteln, die dazu bestimmt sind, gewerbsmäßig in den Verkehr gebracht zu werden, dürfen bei der Gewinnung, Herstellung oder Zubereitung fremde Stoffe unvermischt oder nach Vermischung mit anderen Lebensmitteln nur zugesetzt werden, wenn sie hierfür ausdrücklich zugelassen sind. Dem gewerbsmäßigen Inverkehrbringen im Sinne dieses Gesetzes steht es gleich, wenn Lebensmittel für Mitglieder von Genossenschaften oder ähnlichen Einrichtungen oder in Einrichtungen zur Gemeinschaftsverpflegung abgegeben werden.

(2) Fremde Stoffe im Sinne dieses Gesetzes sind Stoffe, die nach § 1 zu Lebensmitteln werden und die keinen Gehalt an verdaulichen Kohlenhydraten, verdaulichen Fetten, verdaulichem Eiweiß oder keinen natürlichen Gehalt an Vitaminen, Provitaminen, Geruchs- oder Geschmacksstoffen haben oder bei denen ein solcher Gehalt nicht dafür maßgebend ist, daß sie als Lebensmittel verwendet werden.

(3) Absatz 1 gilt auch,

1. wenn fremde Stoffe nur der Oberfläche der Lebensmittel zugesetzt werden, die nicht zum Verzehr bestimmt ist,
2. wenn fremde Stoffe bei der Aufbewahrung oder Beförderung in die Lebensmittel gelangen.

(4) Die Absätze 1 und 3 gelten nicht für den Zusatz von Trink- und Tafelwasser, Wasserdampf, Luft, Stickstoff, Kohlensäure, Trinkbranntwein sowie von solchen Vitaminen, Provitaminen, Geruchs- oder Geschmacksstoffen, die den natürlichen in ihrem Aufbau chemisch gleich sind.

§ 4b

Es ist verboten,

1. Tieren vor der Schlachtung Antibiotika zu verabfolgen, um die Haltbarkeit des Fleisches zu beeinflussen;
2. lebenden Tieren Stoffe mit oestrogener oder thyreostatischer Wirkung einzupflanzen oder einzuspritzen, um die Beschaffenheit des Fleisches oder den Fleisch- oder Fettansatz zu beeinflussen;
3. Lebensmittel anzubieten, zum Verkauf vorrätig zu halten, feilzuhalten, zu verkaufen oder sonst in den Verkehr zu bringen, wenn sie technische Hilfsstoffe in Anteilen enthalten, die technisch vermeidbar sind oder die festgesetzten Höchstmengen überschreiten. Technische Hilfsstoffe sind solche Stoffe, die bei der Gewinnung, Herstellung oder Verarbeitung von Lebensmitteln verwendet werden, jedoch nicht zum Verzehr bestimmt sind;

---

* § 1 LMG gilt deshalb weiter, weil § 4a Abs. 2 (Fremdstoff-Definition) auf ihn Bezug nimmt.

4. ... (außer Kraft)
5. ... (außer Kraft)

§ 4e

Es ist verboten,

1. Lebensmittel, bei deren Gewinnung, Herstellung oder Zubereitung entgegen den Vorschriften des § 4a Abs. 1 und 3, des § 4b Nr. 1, 2 und 5, des § 4c Abs. 1 Satz 1 oder entgegen den Vorschriften einer nach § 4c Abs. 1 Satz 2 oder § 4d erlassenen Rechtsverordnung verfahren worden ist, gewerbsmäßig oder für Mitglieder von Genossenschaften oder ähnlichen Vereinigungen anzubieten, zum Verkauf vorrätig zu halten, feilzuhalten, zu verkaufen oder sonst in den Verkehr zu bringen, gewerbsmäßig zur Herstellung von Lebensmitteln zu verwenden oder in Einrichtungen zur Gemeinschaftsverpflegung abzugeben;
2. ... (außer Kraft)
3. ... (außer Kraft)
4. fremde Stoffe, die nach den Vorschriften des § 4a Abs. 1 und 3 und des § 4b nicht verwendet werden dürfen, für eine solche Verwendung oder zur Verwendung bei der Gewinnung, Herstellung oder Zubereitung von Lebensmitteln innerhalb der Hauswirtschaft gewerbsmäßig anzubieten, zum Verkauf vorrätig zu halten, feilzuhalten, zu verkaufen oder sonst in den Verkehr zu bringen.

§ 5a

(1) ...

(2) Der Gehalt der Lebensmittel an den in Rechtsverordnungen nach Absatz 1 Nr. 1 und 4 zugelassenen Stoffen ist kenntlich zu machen. Die Art der Kenntlichmachung wird in diesen Rechtsverordnungen geregelt. In diesen Rechtsverordnungen kann ferner bestimmt werden, ob und wie Reste der in Absatz 1 Nr. 3 und 5 bezeichneten Stoffe kenntlich zu machen sind.

(3) Ausnahmen von der Verpflichtung zur Kenntlichmachung (Absatz 2) können in den Rechtsverordnungen nach Absatz 1 zugelassen werden, wenn die Verwendung der fremden Stoffe der allgemeinen Verkehrsauffassung entspricht und der Verbraucher durch die Unterlassung der Kenntlichmachung in seiner berechtigten Erwartung nicht getäuscht werden kann.

Anhang 4

Arzneimittelgesetz

Vom 16. 5. 1961 (BGBl. I S. 533)
i. d. F. vom 15. 8. 1974 (BGBl. I S. 1945, 1964)
– Auszug –

Erster Abschnitt

Begriffsbestimmungen

§ 1

(1) Arzneimittel im Sinne dieses Gesetzes sind Stoffe und Zubereitungen aus Stoffen, die vom Hersteller oder demjenigen, der sie sonst in den Verkehr bringt, dazu bestimmt sind, durch Anwendung am oder im menschlichen oder tierischen Körper
1. die Beschaffenheit, den Zustand oder die Funktionen des Körpers oder seelische Zustände erkennen zu lassen oder zu beeinflussen,
2. vom menschlichen oder tierischen Körper erzeugte Wirkstoffe oder Körperflüssigkeiten zu ersetzen oder
3. Krankheitserreger, Parasiten oder körperfremde Stoffe zu beseitigen oder unschädlich zu machen.

(2) Als Arzneimittel im Sinne dieses Gesetzes gelten
1. Gegenstände, die zu den in Absatz 1 Nr. 1 bezeichneten Zwecken dauernd oder vorübergehend in den menschlichen oder tierischen Körper eingebracht werden, ausgenommen ärztliche, zahn- oder tierärztliche Instrumente,
2. Verbandstoffe, die als keimfrei gekennzeichnet sind oder Arzneimittel im Sinne des Absatzes 1 enthalten, und chirurgisches Nahtmaterial,
3. Stoffe und Zubereitungen aus Stoffen, die vom Hersteller oder demjenigen, der sie sonst in den Verkehr bringt, dazu bestimmt sind, ohne am oder im menschlichen oder tierischen Körper angewandt zu werden, die Beschaffenheit, den Zustand oder die Funktionen des Körpers erkennen zu lassen oder der Erkennung oder Bekämpfung von Krankheitserregern zu dienen, ausgenommen Mittel, die dazu bestimmt sind, der Bekämpfung von Mikroorganismen bei Bedarfsgegenständen im Sinne des § 5 Abs. 1 Nr. 1 des Lebensmittel- und Bedarfsgegenständegesetzes zu dienen.

(3) Arzneimittel im Sinne dieses Gesetzes sind nicht Stoffe und Zubereitungen aus Stoffen, die Lebensmittel im Sinne des § 1 des Lebensmittel- und Bedarfsgegenständegesetzes oder Futtermittel im Sinne des § 1 des Futtermittelgesetzes oder des § 1 der Futtermittelanordnung in der Fassung vom 24. Oktober 1951 (Bundesanzeiger Nr. 213 vom 2. November 1951), zuletzt geändert durch die Siebente Verordnung zur Durchführung des Gesetzes zur Änderung futtermittelrechtlicher Vorschriften vom 28. März 1974 (Bundesgesetzblatt I S. 811, 1224), sind.

(4) Arzneimittel im Sinne dieses Gesetzes sind ferner nicht
1. kosmetische Mittel im Sinne des § 4 des Lebensmittel- und Bedarfsgegenständegesetzes,
2. den in Nummer 1 genannten Mitteln entsprechende Mittel zur Anwendung beim Tier, soweit ihnen keine verschreibungspflichtigen Stoffe nach den §§ 35 und 35a des Arzneimittelgesetzes zugesetzt sind;
3. Gegenstände zur Körperpflege im Sinne des § 5 Abs. 1 Nr. 4 des Lebensmittel- und Bedarfsgegenständegesetzes.

(5) Solange ein Mittel im Spezialitätenregister eingetragen ist, gilt es als Arzneimittel im Sinne des Absatzes 1.

(6) Dieses Gesetz findet keine Anwendung auf Stoffe oder Zubereitungen aus Stoffen, soweit sie zur Verhütung von Krankheiten durch Rechtsverordnung nach § 1 Abs. 3 des Futtermittelgesetzes als Zusatzstoffe zu Futtermitteln zugelassen sind.

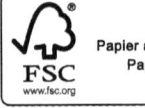

MIX
Papier aus verantwortungsvollen Quellen
Paper from responsible sources
FSC® C105338

If you have any concerns about our products,
you can contact us on
ProductSafety@springernature.com

In case Publisher is established outside the EU,
the EU authorized representative is:
**Springer Nature Customer Service Center GmbH
Europaplatz 3, 69115 Heidelberg, Germany**

Printed by Libri Plureos GmbH
in Hamburg, Germany